AF474385

HYGIÈNE

DE L'ÉGYPTE

Coulommiers. — Typ. A. MOUSSIN.

HYGIÈNE
DE L'ÉGYPTE

POUR LES GENS DU MONDE

PRÉCÉDÉE

D'UNE ÉTUDE PHYSIOLOGICO-BIOLOGIQUE

OUVRAGE DÉDIÉ

A SON ALTESSE LE PRINCE HÉRITIER MOHAMMED TEVFIK PASCHA

Président du Conseil des Ministres, etc., etc., etc.

PAR LE DOCTEUR

DÉMÉTRIUS LAMBERT

Élève de l'École de Médecine de Paris,
Lauréat de l'Académie royale de Médecine de Naples,
Ex-Médecin chef de l'Hôpital militaire de Janina, en Épire,
Chevalier de l'Ordre impérial Medjidieh,
Ex-Membre du Conseil sanitaire de Bucharest,
Ex-Médecin de l'Hôpital princier de Brancovan,
Actuellement Médecin des Chemins de fer et des Télégraphes
du Gouvernement Égyptien.

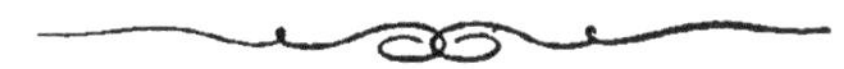

PARIS
LIBRAIRIE GERMER BAILLIÈRE
17, RUE DE L'ÉCOLE-DE-MÉDECINE

1873

A SON ALTESSE

LE PRINCE HÉRITIER

MOHAMMED TEVFIK PASCHA

Président du Conseil des Ministres,
etc., etc., etc.

MONSEIGNEUR,

Je prends la liberté de vous dédier ce livre parce que vous êtes jeune, parce que vous êtes noble, non-seulement de naissance, mais encore de cœur et de sentiments, qui constituent la vraie noblesse et la vraie grandeur.

Le but de cet ouvrage est la conservation de la santé et le développement des facultés physiques et morales de l'homme et pour cela il porte le titre d'hygiène; il est pour l'homme de tout état et de toute condition, mais il s'adresse plutôt à la jeunesse qui commence son entrée dans le monde et qui doit, mal gré, bon gré, se lancer dans ce tourbillon qu'on appelle la Vie.

C'est en Égypte que l'hygiène vit pour la première fois le jour; dès l'origine de la formation de la première société humaine, elle avait été, dit-on, enseignée aux hommes par le dieu Sérapis et prit pour emblême le serpent.

Ayant pour base le sentiment le plus impérieux de la nature, celui de la conservation individuelle, l'hygiène ne consistait alors qu'à observer les influences des localités, celles des diverses manières de vivre, des exercices et même celles de l'exécution des fonctions les plus cachées. Elle prescrivait en même temps sur tous ces points les pratiques les plus propres à prévenir et à écarter les maladies. Les premiers législateurs la confondaient avec la religion et de cette manière ils purent imposer aux hommes l'obligation d'en observer rigoureusement les règles.

Tel fut, Monseigneur, le caractère de l'hygiène des premiers Égyptiens, qui se montra si féconde en préceptes concernant la diététique, les bains, la salubrité des villes, l'inhumation et la conservation des morts; médecine prophylactique d'alors placée sous l'autorité des prêtres égyptiens, législateurs du pays.

C'est pour cette raison que les anciens peuples élevaient des temples à la déesse Hygie, du grec Ὑγίεια, santé, et que les premiers chefs et législateurs des nations furent regardés comme des demi-dieux, très au-dessus du reste des humains.

C'est à la fin du onzième siècle seulement, au temps des croisades que les papes de Rome, les rois et les prêtres de l'Occident, et à leur suite les chrétiens, retombés par le fanatisme religieux dans la plus profonde ignorance, avaient pu pervertir et dégrader tout ce qu'il y avait de nobles sentiments dans les cœurs des hommes : la justice et l'humanité des anciens; ils constituèrent ainsi des titres de noblesse et des grandeurs pour ceux qui allaient massacrer leurs semblables, leurs frères et porter la ruine, la désolation et la destruction dans les villes, les villages et les campagnes.

Aujourd'hui, Monseigneur, que la pensée devient de plus en plus libre, que les nations s'avancent d'un pas rapide vers le progrès et le bien-être, entraînant après elles leurs chefs et rois, quels titres de noblesse l'humanité ne doit-elle offrir à celui qui, poussé par le seul désir de faire le bien et le beau, et de sa propre impulsion, s'est emparé de l'étendard sacré du vrai progrès et de la vraie civilisation, et entraîne après lui tant de millions d'hommes habitant l'extrême Orient, malgré les distances qui le séparent des centres civilisés, malgré toute sorte d'entraves, malgré tant d'obstacles, marchant d'un pas ferme et rapide dans la voie du bien et du beau, déployant devant les yeux des nations, non-seulement tout ce que les règles d'une sage hygiène prescrivent : comme places publiques, des rues larges, salubres, des maisons aérées, etc., etc., mais encore tout ce que le bien-être réel physique et le développement moral de l'homme exigent pour le bonheur de l'Égypte?

Que de dévouement et de reconnaissance ne doit-on ressentir pour Celui qui, pour fertiliser des sols arides, guidé par son génie créateur et industriel, construit des conduits, creuse des canaux, amène à travers les déserts les eaux du Nil, ouvre des ports profonds, dessèche des marais, couvre l'Égypte de voies ferrées et ainsi double et triple les richesses de son pays?

Digne Fils de Celui qui a su, par de tels hauts faits d'humanité et de sagesse, changer l'aspect de tout en Égypte et créer tant d'avantages réels; de Celui dont le génie possède tant de bontés réelles et de *généreux sentiments*, Votre Altesse, Monseigneur, tout en admirant l'infatigable activité de ce grand Prince, Ismaïl premier, ne pourrait que glorifier en même temps Dieu, cette sagesse suprême qui mit votre Auguste Père et notre gracieux Souverain sur le trône de ce beau pays, jadis berceau des sciences et des grandeurs de la première civilisation et cela, non-seulement pour le bonheur de ses sujets, mais encore pour celui de l'humanité pour laquelle l'Égypte sera encore et sous peu, une source de progrès, de prospérité et de bonheur.

C'est pourquoi je prie Votre Altesse de vouloir bien agréer cet ouvrage comme un faible témoignage de ma grande admiration et de mon profond respect avec lequel j'ai l'honneur d'être,

de Votre Altesse, Monseigneur,
le très-humble et très-dévoué serviteur,

D. LAMBERT.

PRÉFACE

De tout temps et en tout lieu où l'homme se constitua en société, l'hygiène naquit avec lui du désir de prévenir plus ou moins ses maux et ses souffrances. Ayant vu que sa condition était assujettie à plusieurs inconvénients de même que son existence était toujours dominée par des lois régulières dans leur cours et toujours conséquentes dans leurs effets, l'homme put, peu à peu, parfaitement se rendre compte quelle pouvait être la source commune de son bien-être ou de ses maux.

Par l'étude de ces mêmes lois, l'homme, ayant compris qu'elles étaient inhérentes à sa propre nature, qu'elles s'identifiaient toujours et partout à son existence, qu'elles étaient présentes partout devant lui, qu'elles agissaient sur ses sens, sur tout son corps, qu'elles avertissaient son intelligence par le bien-être ou par la douleur, et qu'elles portaient toujours et à chacune de ses actions sa peine ou sa récompense, a tâché par tous les moyens d'éviter ou du moins d'alléger les peines et la douleur et de jouir des biens de la vie.

Ayant exposé l'homme au choc continuel de tant d'éléments, de tant de forces supérieures qui gouvernent plus ou moins son existence, et au conflit incessant des agents naturels extérieurs : du sol, de l'air, des vents, des eaux, de la nature, enfin, plus ou moins sauvage, selon les lieux où il se trouvait ; au conflit, disons-nous, continuel de tant de forces diverses, et cependant voulant préserver sa vie fragile, la divine Providence lui a donné la faculté de sentir. Par cette faculté, tout ce qui peut nuire à son existence lui cause une sensation de mal ou de douleur et tout ce qui provoque une sensation de bien-être lui cause du plaisir.

C'est par ces sensations que l'homme, tantôt détourné de ce qui lui faisait du mal, et tantôt entraîné vers toute chose qui flattait ses sens, sentit le besoin d'aimer sa vie et de la conserver le plus longtemps possible.

Ainsi, le désir du bien-être et l'aversion de la douleur ont été imposés à l'homme par sa propre nature et par l'action des agents cosmiques extérieurs qui l'environnent toujours et partout.

Soumis à l'action incessante des éléments, l'homme se trouva assujetti à plusieurs maux, mais d'un autre côté il a eu, par son intelligence, ainsi que nous venons de le dire, le pouvoir de les éviter ou de les alléger, voire même d'augmenter son bonheur par le bien-être qu'il a su se créer. Ainsi, la douleur de la faim et de la soif le fit rechercher des aliments et de l'eau pour se désaltérer; par les intempéries de l'air, par le froid, l'homme désira couvrir son corps; les grandes chaleurs le firent désirer la fraîcheur; il se baigna dans l'eau fraîche, il s'y lava, et son corps y trouva le bien-être et les premières notions d'hygiène commencèrent à se développer dans l'homme par l'instinct et à son insu, de même que l'attrait d'un plaisir très-puissant l'obligea de s'approcher d'un être semblable à lui..... il en a eu des produits et l'homme perpétua son espèce.

Ainsi, chaque impression du dehors, ayant éveillé peu à peu toutes les facultés physiques et morales de l'homme, développa son intelligence, et ses *besoins propres* relevèrent son jugement et son industrie : il apprit à employer les plantes utiles et à reconnaître celles qui étaient nuisibles, il étudia les éléments et les forces de la nature, les rapports de ces forces avec son organisme et l'impression de chaque force en particulier sur la vie de l'individu : de cette manière il inventa tout ce qui pouvait soulager sa douleur, défendre sa vie et étudia les moyens par lesquels il pourrait prolonger, autant que possible, le terme de son existence.

Si l'on veut arrêter ses regards sur les immenses résultats des civilisations antiques et spécialement sur les effets de l'hygiène, l'on ne peut que sentir l'admiration la plus profonde et un sentiment vraiment religieux pour ces grands législateurs qui surent, par des préceptes admirables, constituer la grandeur des sociétés antiques et l'état florissant de ces contrées où l'hygiène fut bien comprise et religieusement observée.

En effet, en préservant l'homme des atteintes successives d'indispositions plus ou moins graves et de maladies, l'hygiène rend la santé permanente et durable et ainsi l'organisme de l'homme, ayant le temps de réparer ses forces, acquiert les éléments nécessaires pour résister aux atteintes de toute indisposition, de toute maladie; car qu'est-ce que la maladie, si ce n'est la perte d'équilibre dans les actions des organes de la machine vivante et la diminution, par conséquent, des forces nécessaires d'un organe quelconque ou d'un tissu pour pouvoir résister aux atteintes des agents cosmiques extérieurs, qui nous environnent de tout côté et nous font sentir leur influence à tout moment?

La vie, a dit Bichat, est l'ensemble des fonctions qui résiste à la mort; on pourrait de même avec grande raison dire que la santé est l'état d'équilibre des forces de l'organisme vivant qui résiste à toute maladie.

En suivant avec rigueur les préceptes que l'hygiène enseigne et se trouvant sous l'influence d'une bonne santé, l'homme peut, non seulement résister aux attaques de toute influence climatique, à toutes les vicissitudes atmosphériques, telles que : froid, humidité, chaleur, changements subits de température, etc., mais encore il peut être certain qu'en se livrant avec modération et une certaine régularité à l'exercice des fonctions de la génération, les produits de cette fonction sublime deviendront plus sains et meilleurs, et dès lors la population augmenterait en nombre en même temps qu'elle pourrait résister mieux à toutes les causes de la destruction dont elle est environnée.

La médecine et les médicaments efficaces, les traitements les plus heureux, le perfectionnement des moyens dans la pratique médicale et chirurgicale sont des conquêtes vraiment précieuses et exercent une grande influence sur la constitution et la longévité des hommes, mais tout cela ne peut que combattre les maladies formées déjà, tandis que l'hygiène, par la régularité qu'elle imprime aux fonctions des organes de la machine humaine, les prévient.

D'ailleurs il est incontestable qu'après toute maladie l'homme conserve presque toujours une susceptibilité, une disposition, une habitude, pour ainsi dire, anormale qui le prédispose à des indispositions et à des maladies nouvelles; susceptibilité qui altère plus ou moins l'équilibre des forces de l'organisme et fait perdre la résistance que la machine vivante peut opposer aux influences du dehors, ou pour mieux dire, susceptibilité ou habitude maladive qui déprime et détériore plus ou moins les forces de la vie de l'individu.

En assurant la permanence de la santé, l'hygiène, au contraire, non seulement préserve l'organisme de l'homme de toutes ces atteintes fâcheuses, mais encore, en changeant cette susceptibilité et même plus d'une fois l'état maladif héréditaire ou acquis de l'homme, le sauve de certaines prédispositions, véritables fléaux des grandes villes où l'oubli de tout exercice physique, l'entraînement et la surexcitation des passions, la concurrence de la vie elle-même et des plaisirs développée à un degré inouï, les progrès d'invention des drogues enivrantes, un travail excessif, intellectuel ou précoce imposé aux enfants, l'encombrement des villes populeuses, l'envahissement du luxe, les mariages de spéculation détournés de leurs conditions naturelles, toutes ces causes, enfin, détériorent la santé et donnent un cachet particulier d'affaiblissement et de débilité maladive.

Nous avons vu comment l'étude des diverses manières d'agir sur l'homme des agents cosmiques extérieurs qui l'environnent et qui influent d'une manière permanente sur son existence, tels que : l'état hygrométrique de l'air, les variétés de pressions atmosphériques, l'eau, les émanations marécageuses, les exhalations du sol par son état de composition, etc., et des influences exercées de l'homme sur l'homme même par ses mœurs, ses habitudes de vie et ses passions, cette étude, disons-nous, put nous faire parvenir à des règles hygiéniques plus sûres et plus efficaces que celles qui dirigeaient nos ancêtres. Ainsi, nous voyons aujourd'hui que les épidémies de toute espèce, les maladies pestilentielles de tout genre qui se développaient avec fureur à diverses époques, viennent presque de disparaître entièrement, ou si elles nous visitent quelquefois, elles ne peuvent que se confiner aux environs des lieux insalubres et infectés d'où leurs germes continuent à s'exhaler encore. On peut se faire l'opinion que l'on veut sur le mode de propagation de ces maladies, mais le fait est que ces maladies destructrices ne peuvent étendre leurs ravages qu'aux lieux où se rencontrent des produits insalubres et miasmatiques, susceptibles de favoriser leur développement et leur progrès.

Une étude rationnelle et plus approfondie de tous ces agents qui modifient d'une manière plus ou moins permanente l'organisme vivant, peut encore seule nous enseigner le mode d'action de toutes ces influences : influences du pays et du sol où l'on vit, de l'air que l'on respire, des temps et des saisons, du genre de vie, du sexe, des habitudes, des occupations, des mœurs, etc., et ainsi nous faire parvenir à des règles plus sûres et plus efficaces, pour pouvoir éviter ou nous débarrasser de tout ce qui peut nuire à notre existence, et qui souvent compromet la carrière de la vie dont la nature nous a pu doter.

« L'hygiène, dit le docteur Bourgarel, est le code « de la santé. Si les gens du monde doivent connaître « quelques principes de droit pour veiller sur leurs « intérêts, n'est-il pas juste qu'ils possèdent quelques « notions d'hygiène et de médecine pour sauvegarder « leur existence?.... On doit éviter une maladie comme « on évite un procès. »

Cet ouvrage, quoique destiné à toutes les classes de la société, nous l'avons écrit en vue surtout du jeune âge, persuadé que des instituteurs sérieux ne manqueront pas de lui enseigner non-seulement les relations immédiates qui existent entre la nature de son pays et sa vie propre, mais encore les lois qui régissent l'existence et la vie des humains.

C'est à cet âge et par l'enseignement régulier de tout ce qui concerne son bien-être physique et moral qu'on peut parvenir à poser les fondements d'une vie longue et exempte de maladies, de même qu'à l'âge viril on peut économiser certains capitaux pour sa vieillesse. « L'homme, dit le professeur Moleschott, « est le produit des influences qu'exercent sur l'en- « semble de son être, la famille, la patrie, l'âge, le

« sexe, la profession, les relations sociales, l'heure du « jour, l'époque de l'année, l'état de l'atmosphère, ses « habitudes, etc. »

Il serait très-avantageux de recommander, particulièrement à la jeunesse, la lecture de ce livre, même de le traduire en la langue du pays et d'en faire usage dans les écoles afin que les maîtres et instituteurs de ces établissements ne soient pas exposés aux reproches sur l'ignorance où ils laissent la jeunesse studieuse, d'une étude tellement importante; car pour bien comprendre la valeur d'une règle hygiénique, on doit connaître les lois qui régissent cette machine vivante que nous appelons organisme de l'homme, afin que son développement physique et moral, intimement liés et développés ensemble, puissent atteindre le degré de perfectionnement dans lequel l'humanité trouvera sa véritable mission.

Espérons qu'un jour les lycées, les écoles, les séminaires, même les ateliers et les régiments, et partout où il y a agglomération d'hommes, ne manqueront plus d'avoir l'enseignement pratique de l'hygiène; enseignement qui seul sait préserver l'homme des souffrances dont son ignorance le rend plus d'une fois victime.

Alexandrie, le 2 septembre 1872.

HYGIÈNE
DE L'ÉGYPTE

CONSIDÉRATIONS GÉNÉRALES

LA VIE DE L'HOMME ET LES INFLUENCES DU CLIMAT.

I

L'expérience nous prouve que l'homme peut vivre sous toutes les latitudes : dans les pays les plus froids et même dans ceux où le mercure se congèle, comme aussi dans des pays tellement chauds que la chaleur dépasse la température de son propre sang.

Etudié dans son état physique et moral, sur les divers points de notre globe, l'homme nous présente dans son organisation ainsi que dans son développement des modifications très-importantes et qui sont sans doute liées à la nature des lieux où il a fixé sa résidence; car, ainsi que nous le voyons tous les jours, l'homme porte partout l'empreinte physique et morale du climat et du sol qu'il habite.

Chaque partie de la terre habitée, toute contrée, ayant une constitution propre dans les divers minéraux qui la composent : montagneuse, tout à fait basse ou plate, froide, tempérée ou chaude, développe et contient aussi certains éléments propres qui modifient plus ou moins, non-seulement les plantes et les animaux qui y vivent, mais encore l'organisation intime de l'homme qui habite ces contrées et impriment, pour ainsi dire, un cachet particulier, tant à la constitution physique qu'aux facultés morales des habitants ; c'est pourquoi nous pouvons dire que l'air, le sol et l'eau sont les trois grandes influences terrestres qui gouvernent les plantes, les animaux et l'homme.

II

En voulant parler d'un climat quelconque il nous devient impossible d'indiquer d'une manière absolue, les influences immédiates appartenant à un cercle entier de localités complétement différentes, et c'est pour cette raison que par climat on n'entend aujourd'hui que l'état thermométrique des diverses contrées que l'homme peut habiter. Ainsi on a divisé la surface de notre globe en général : en climats froids, climats tempérés et climats chauds.

Les agents qui modifient d'une manière permanente l'organisation de l'homme sont : l'état du sol et les minéraux qui le composent, l'air atmosphérique, la lumière, le degré de chaleur, le fluide électrique, les eaux plus ou moins répandues et leurs qualités, les émanations de matières végétales ou animales, les productions du sol, etc.; le cachet que l'ensemble de ces modificateurs physiques imprime à l'organisme de l'homme et à la généralité de sa constitution, nous pouvons facilement le reconnaître à première vue et distinguer un habitant de la zone équatoriale d'un habitant des zones tempérées, froides ou polaires, de même qu'on peut parfaitement distinguer l'habitant des plaines d'un montagnard. Et nous pouvons ajouter que, non-seulement les habitants de tel ou tel climat, de telle ou telle contrée : basse, haute ou montagneuse, portent dans tout leur être le cachet du sol qu'ils habitent, mais encore l'individu porte dans sa physionomie, dans sa parole et dans tous ses mouvements, le caractère particulier de sa vie physique et de son état moral.

III

Né dans un climat quelconque ou ayant longtemps vécu sous l'influence de tel ou tel climat, l'organisme de l'homme se plie peu à peu à ces influences climatiques, quelles qu'elles soient, et il s'en modifie tellement que l'homme ne pourrait, sans des inconvénients plus ou moins sensibles, plus ou moins graves, abandonner ce climat pour aller habiter un autre où l'air, la position du sol et l'eau n'ont plus les mêmes qualités.

La température, l'état barométrique et hygrométrique de l'air, les variétés de pressions atmosphériques, l'état électrique de l'atmosphère, l'eau, les émanations du sol, etc., tout tend, ainsi que nous venons de le dire, à modifier la constitution de l'homme par l'échange de matières qui se fait continuellement entre lui et les éléments de l'air, entre lui et les produits du sol, entre lui, enfin, et la nature du climat qui l'environne de tout côté.

Or, toutes les fois que l'homme, ainsi que tout être vivant, est obligé de vivre dans un climat très-différent de celui où il avait auparavant vécu et se trouve soumis à une température sensiblement différente de celle à laquelle il était habitué, il se fait des modifications notables, des changements très-sensibles dans les fonctions les plus importantes de son organisme, et les forces de sa vie commencent à prendre une direction toute particulière; direction qui doit correspondre et s'équilibrer avec les influences du climat et les exigences du corps lui-même ; mais les fonctions qui doivent se modifier le plus sont celles des organes de la respiration, et celles de la calorification, fonction générale des organes qui produit la chaleur propre de l'organisme vivant, fonction générale des organes par laquelle se dégage la chaleur dans les corps vivants.

Lorsque l'homme, par exemple, habite un climat froid, obligé de vivre dans une température basse, pour subvenir aux besoins de son corps, les organes de la respiration doivent développer plus de chaleur et consomment, par conséquent, par la respiration, soit des poumons soit de la peau, une plus grande quantité d'air atmosphérique, tandis que l'habitant des pays chauds, n'ayant pas ce besoin, ses poumons n'ont plus la même activité, et la dépense d'air par la respiration étant moindre, la faculté de développer de la chaleur devient très-faible en lui. Cela étant donné, si un individu passe de l'habitation d'un pays froid à celle d'un pays chaud, ou de celle d'un pays chaud à l'habitation d'un climat froid, il se trouverait dans des conditions qui feraient naître de grandes modifications dans ces deux fonctions si essentielles à la vie et si importantes pour le maintien de la santé de l'individu ; fonctions qui, une fois troublées ou pour le moins altérées, produisent dans l'organisme des désordres plus ou moins graves, soit dans les organes de la calorification : poumons, cœur, centres nerveux, soit dans ceux de la digestion : estomac, foie, intestins, etc., si l'homme ne sait pas, par une vie régulière et exempte de toute sorte d'abus et par une prophylaxie hygiénique, accommoder peu à peu son organisme à ces influences climatiques, et ainsi préserver son économie de toute atteinte fâcheuse.

IV

C'est pour cette raison que ceux qui, d'un climat froid ou tempéré, vont habiter un climat chaud, sec ou humide, doivent éviter toujours et autant que possible, tout excès qui pourrait compromettre les forces digestives de l'estomac et des intestins, c'est-à-dire : les excès de table, de boissons alcooliques et notamment ceux des jouissances de l'amour; car autant l'action et l'énergie des poumons est forte dans les pays froids, autant cette action et cette énergie se transmettent dans les organes de la digestion : estomac, foie, intestins, etc., lorsqu'on habite un pays chaud où les poumons n'ont plus besoin de développer une grande quantité de chaleur comme dans un pays froid.

Dans les pays chauds où les chaleurs sont fortes pendant le jour et où les fraîcheurs du soir, des nuits et des matinées deviennent si sensibles et plus d'une fois très-piquantes, ce changement atmosphérique, ce passage si rapide de la chaleur étouffante du jour à l'extrême fraîcheur des nuits, produisent dans les organes les plus importants de l'organisme de l'homme : poumons, estomac, foie, intestins, etc., des désordres qui deviennent d'autant plus graves et d'autant plus multipliés que le séjour se prolonge davantage et que l'individu ne veut pas prendre les précautions nécessaires pour s'en préserver ou les éviter.

Ainsi l'impression d'une chaleur très-grande ou d'un froid intense peut occasionner des troubles et des désordres d'une gravité incalculable, de même que les changements subits de température, durant certaines saisons de l'année, peuvent devenir dans tous les climats chauds, les causes de maladies opiniâtres et graves, que l'on pourrait éviter avec de simples précautions et avec la plus grande facilité, particulièrement en Egypte où le climat est très-sain pour des raisons que nous allons voir dans la suite de cet ouvrage.

V

Du climat de l'Égypte.

A raison de sa température le climat de l'Égypte passe en général et avec raison pour un climat très-chaud. Et en effet, nous n'avons en Égypte que deux saisons : celle des fraîcheurs qui est courte et celle des chaleurs qui est trop longue; le printemps, c'est-à-dire, de novembre à février, et l'été, de mars jusqu'en novembre; et souvent, dès le mois de février, le soleil, de 10 à 11 heures du matin, devient fatigant pour ceux qui n'y sont pas habitués.

Le thermomètre Réaumur, dans les appartements les plus frais et les mieux conditionnés, se soutient en juin, juillet et août à 26 1/2 et à 27 degrés; température qui se maintient en général, en été, jusqu'à cinq heures et demie de l'après-midi et qui commence depuis à s'abaisser sensiblement jusqu'au froid et cela jusqu'au lever du soleil.

Pendant toute la saison d'été, le ciel est étincelant, l'air atmosphérique embrasé et la chaleur devient accablante, surtout en juin, juillet et août.

Dans les contrées voisines de la mer où l'air est chaud et humide, on se sent plus ou moins oppressé, car la respiration ne se fait pas librement, elle est même gênée, les mouvements sont plus ou moins lents, on se fatigue facilement. La digestion ainsi que tous les mouvements du corps deviennent lents et imparfaits, les sensations sont obtuses, les fonctions intellectuelles languissantes; et l'action prolongée de la chaleur et de l'humidité imprime dans les fonctions de l'organisme de l'homme des modifications notables.

VI

La température de la zone d'air qui avoisine le sol, subit certaines variations qui sont dues, pour la plupart à certaines localités. Le soleil, qui pendant l'été est à peu près perpendiculaire, devient sans doute une des premières causes de la chaleur excessive de l'Egypte, mais comme un grand nombre d'autres pays se trouvent sous la même latitude sans avoir pourtant les mêmes chaleurs, nous devons admettre que la cause principale de la grande chaleur en Egypte, c'est le niveau du terrain à peine élevé de celui de la mer et la nature de la constitution du sol lui-même.

Les courants des vents du nord et d'ouest, qui règnent presque toujours pendant l'été, tempèrent ces chaleurs et les vapeurs que ces vents apportent, neutralisant, pour ainsi dire, l'ardeur du soleil, établissent une grande fraîcheur, surtout aux endroits où le soleil ne donne pas. Ces vents, en traversant en toute sa longueur et largeur la Méditerranée, apportent sur le littoral de l'Egypte toute l'évaporation de cette mer, surtout les vents du nord, vents très-humides qui commencent depuis le mois d'avril, continuent jusqu'en juillet et qui envoient en Abyssinie une quantité prodigieuse de nuages, sans jamais laisser tomber une seule goutte d'eau, et d'autant moins encore qu'on avance davantage vers la haute Egypte.

VII

L'humidité dans les contrées les plus basses de l'Egypte et qui sont voisines de la mer, varie avec les vents ; elle est trop grande si le vent vient du nord et nord-est, elle diminue beaucoup si le vent souffle nord nord-ouest et devient insensible avec les vents sud sud-ouest. A Alexandrie et le long du littoral de l'Egypte, dès le mois d'avril, au couchant du soleil tout est trempé d'eau : terrasses des maisons, rues, etc.

Produit des rosées, qui sont beaucoup plus abondantes vers les contrées voisines de la mer, cette humidité devient plus faible à mesure qu'on s'en éloigne et elle disparaît presque complétement en hiver, tandis que, rosées et humidité deviennent, ainsi que nous venons de le dire, très-fortes en été.

Ainsi en hiver, ou pour mieux dire, au printemps de l'Egypte, les pluies sont abondantes à Alexandrie et dans toutes les contrées voisines de la mer, rares au Caire, très-rares à Minieh ; à Thèbes et dans les provinces qui dépassent la haute Egypte la pluie devient tout à fait inconnue.

VIII

Avec les grandes chaleurs et l'humidité qui règne dans certaines villes pendant l'été, l'on croirait que l'Egypte est un des pays les plus malsains, surtout lorsque, par l'inondation du Nil, le pays devient, pendant des mois entiers, un marécage où l'eau croupit pendant trois mois environ ; marécage dont les exhalaisons devraient causer des épidémies graves et des maladies d'infection générale; mais l'expérience vient nous prouver que les émanations des eaux stagnantes, causes de tant de maladies et si meurtrières dans tout autre pays, ne peuvent avoir cette qualité en Egypte, et la raison en est simple :

D'un côté, les courants des vents continus ne trouvant pas le moindre obstacle, pas même une seule montagne pour empêcher leur cours, passent et emportent avec eux toute exhalaison malsaine, tout miasme ; de l'autre, deux contrées immenses voisines de l'Egypte, embrasées et desséchées par un soleil ardent et privées tout à fait d'eaux : l'Afrique et l'Arabie, couvertes de sable toutes les deux et ayant une atmosphère dont la siccité est extrême, aspirent et absorbent continuellement toute humidité, et avec elle toute exhalaison malsaine et miasmatique ; de sorte que, ni l'état marécageux de l'Egypte, ni les émanations d'eaux stagnantes et délétères ne peuvent pas faire naître ces maladies qui, dans d'autres contrées, moins avantageusement situées que l'Egypte, emportent une grande partie de la population.

IX

N'oublions pas cependant que l'air, sur toutes les côtes, est infiniment plus humide qu'en remontant vers l'intérieur du pays. Cependant dans la basse Egypte et à partir d'Alexandrie jusqu'au Caire il existe partout un peu d'humidité qui devient de plus en plus sensible pendant les mois d'août et de septembre, et la cause en est la suraugmentation des eaux du Nil.

L'humidité ne disparaît complétement qu'au temps des Hamsins, ou vents du désert ; vents qui, sans durer continuellement cinquante jours, soufflent dans les intervalles des cinquante jours qui entourent l'équinoxe ; ces vents font leur apparition dans le mois de mars et finissent en mai et quelquefois au commencement d'avril. Ces vents ne sont point particuliers à l'Egypte, ils soufflent en Syrie, en Arabie et en Asie; les plus violents nous viennent en Egypte du sud sud-ouest; les plaines de la Lybie et de l'Arabie privées, ainsi que nous venons de le dire, d'eaux, de lacs et de forêts, s'échauffent tellement par l'action d'un soleil en feu, et par la réflexion du sable qui couvre ces plaines, qu'ils acquièrent toutes les qualités minéralogiques du sol; l'air y devient sec et ardent, à son tour absorbe tout, brûle tout; et lorsque par une cause quelconque cet air se précipite en courant, il porte avec lui partout ces qualités minéralogiques acquises, la chaleur brûlante et son extrême sécheresse.

Faibles mais toujours fatigants aux contrées voisines de la mer, les vents de Hamsin deviennent brûlants et irrespirables dans l'intérieur de l'Egypte et plus d'une fois meurtriers dans les plaines des déserts lybiques.

X

Du sol de l'Égypte.

Après l'inondation du Nil et partout où l'eau a été absorbée et évaporée, l'on voit à la surface de la terre divers sels, tels que : du sel marin, du nitre et particulièrement du natrum ou carbonate de soude. L'eau des puits qu'on creuse est partout saumâtre et contient ces sels en grande quantité. L'air lui-même, en absorbant une grande quantité de ces sels, les dépose sur les terrains; surtout le carbonate de soude se cristallise en longues aiguilles et cette propriété de la terre et de l'air, jointe à la chaleur, donne à la végétation une activité prodigieuse.

La surface de la terre que le Nil, par des milliers de canaux, arrose, malgré le sable rougeâtre particulier au sol de l'Afrique qui la couvre partout, se présente à nos yeux sous un aspect tout particulier, après chaque inondation. Le limon, que les courants des eaux de ce fleuve, vraiment sacré, apportent et, déposent sur les terres de l'Egypte, contient tous les germes de sa riche végétation et de sa grande fécondité.

Gras, noir et chargé de germes producteurs et complètement différent, tant du sol de l'Afrique qui n'est que du sable rouge que de celui de l'Arabie qui n'est que tout à fait argileux, le sol de l'Egypte est couvert d'un limon qui, déposé et superposé par chaque inondation, forme une terre tout à fait à part et nous offre le spectacle imposant de cette végétation merveilleuse.

XI

L'eau du Nil arrose toute la terre de l'Egypte et l'imbibe, pour ainsi dire, par son séjour de trois mois environ, d'une quantité d'eau suffisante pour le reste de l'année. Cette eau est tellement surchargée de limon qu'elle devient bourbeuse, depuis le commencement de l'inondation du fleuve jusqu'à six mois et l'on ne peut la boire sans la filtrer ou la faire bien déposer.

Pendant les mois qui précèdent l'inondation : juin, juillet et août, l'eau du Nil se réduit et devient si basse dans son lit qu'elle n'a plus de mouvement et acquiert toutes les qualités des eaux stagnantes; elle s'échauffe dans ce qui lui reste de profondeur, elle devient verdâtre, fétide et se remplit facilement de vers.

C'est durant l'usage de cette eau que certaines ophthalmies commencent à prendre un caractère sérieux, que des diarrhées dyssentériques apparaissent. C'est à cette époque-là que des fièvres intermittentes simples ou rémittentes, négligées ou mal soignées, prennent le caractère pernicieux ou typhoïde, particulièrement dans certaines localités et tout près des embouchures du Nil où les eaux douces du canal, se mêlant avec les eaux salées des lacs et de la mer, développent une quantité appréciable d'acide sulfhydrique, gaz délétère et pernicieux pour la respiration de l'homme, par l'altération qu'il imprime dans le sang de ceux qui le respirent.

C'est pourquoi, durant l'époque de cet état des eaux du Nil, il serait beaucoup plus préférable de ne faire usage que de l'eau des citernes, ou bien si l'on est obligé de boire l'eau du fleuve, on doit la bien filtrer ayant soin de mettre, auparavant, dans le filtre quelques morceaux de charbon végétal, et ne jamais la boire simplement déposée.

C'est encore pendant ces mêmes trois mois que le moindre abus, le moindre écart, le moindre refroidissement pourrait faire naître des irritations et des inflammations intestinales, des inflammations et des abcès du foie; c'est enfin l'époque pendant laquelle on doit prendre le plus de précautions possible pour préserver sa santé des émanations du sol, de l'humidité miasmatique de l'air et de la mauvaise qualité de l'eau.

XII

Et cependant si nous voulons comparer la constitution médicale, l'état de la santé générale en Egypte avec celui des autres pays même des plus tempérés et réputés pour la salubrité de leur climat, nous trouverons que, dans ces derniers, certaines maladies, telles que : les méningites, les fièvres typhoïdes, les pleurites, les pneumonies, les fièvres rhumatiques et les rhumatismes sont beaucoup plus fréquents, et d'un caractère beaucoup plus alarmant et pernicieux qu'en Egypte.

On a de tout temps parlé des ophthalmies de l'Egypte sans que ces maladies, funestes par leurs suites, soient, à proprement parler, particulières à cette contrée.

Ces ophthalmies sévissent, avec la même intensité et la même étendue, sur les côtes de la Syrie, de l'Asie et de l'Afrique. Ces ophthalmies n'ont jamais eu un caractère épidémique franc en Egypte; elles sont devenues endémiques, naturalisées, pour ainsi dire, tant par le mauvais régime et par le genre de vie des indigènes, que par l'état constitutionnel et plutôt héréditaire des hommes du pays, ainsi que nous allons le voir dans la suite de cet ouvrage.

XIII

Considérations générales sur la vie de l'homme.

Cependant, quel que soit le mode d'action des influences cosmiques extérieures en général et des influences climatiques en particulier, le corps de l'homme est soumis à certaines lois propres, lois permanentes et immuables dans leur essence; ces lois sont : le renouvellement des matériaux qui composent sa machine vivante.

Mais pour que le corps de l'homme puisse continuer à renouveler ses matériaux en recevant du sol, de l'air et de l'eau, les éléments de son existence et de sa conservation, il doit, en même temps, en abandonner ou rejeter hors de son corps, et en état de scories, ces parties qui ne sont plus capables d'entretenir sa vie; recettes et dépenses incessantes, continuelles et qui ne peuvent cesser qu'avec la vie de l'individu.

Tout homme, chaque individu est gouverné, dans les dépenses et les recettes journalières de son corps, par l'action d'une force régulatrice que nous appelons la vie.

Ces dépenses sont : l'acide carbonique et l'eau que nous exhalons par les poumons et la peau, les évacuations d'urines et d'excréments, les sueurs, les mucus, etc., etc.; la réparation ou les recettes se font par les aliments que nous prenons, par l'eau que nous buvons et l'air que nous respirons.

Ce mouvement continuel, incessant de dépenses et de recettes, de pertes de chaque jour et de gain, on l'a nommé échange de matières.

XIV

La balance de ce mouvement perpétuel, de cet échange de matières est tenue par la force primitive de l'organisme de chaque individu; cette force règle tout dans le corps vivant et ne peut supporter des dépenses et des pertes en excès, soit physiques soit morales, sans que des désordres plus ou moins graves ne soient le résultat de ces excès; et si la dépense ou les pertes continuent et la réparation ne s'y fait pas, la composition des organes et des tissus du corps s'altère, et le sang, altéré, à son tour, dans sa composition et ne pouvant plus entretenir et vivifier convenablement l'organisme vivant, le corps fait banqueroute en très-peu de temps.

Subordonnée à la constitution, pour ainsi dire, du climat et du sol où l'homme a établi sa résidence, à la constitution héréditaire de l'individu lui-même, à son âge et à son sexe, à ses habitudes, etc., cette force primitive, qui est la vie, peut, si elle trouve les éléments qui lui conviennent, rehausser les forces des organes et des tissus du corps, les maintenir dans un juste équilibre, ou bien les rabaisser, lorsque ces éléments lui font défaut, voire même les détruire complétement lorsque l'homme ne fait qu'abuser de ses forces.

XV

Il est aujourd'hui prouvé par diverses expériences que, des aliments que nous prenons en 24 heures, un tiers de leur poids nous le perdons par les urines, un autre tiers se dépense par l'air que nous expirons, le dernier tiers sort de notre corps sous forme d'excréments, de transpiration cutanée, de sueurs, de larmes, de mucus, etc., etc.

Supposons maintenant qu'un homme s'abstienne

complètement de manger et de boire, et cependant il continue de dépenser par ses poumons et d'exhaler par sa peau l'acide carbonique, de transpirer, d'uriner, de cracher, etc., et si l'abstinence persiste, son corps commencerait par diminuer en poids, les forces de son organisme se rabaissent, et si l'abstention continue, toutes les forces de sa vie finissent par s'éteindre complètement.

Supposons encore qu'un homme, pour réparer les pertes que son corps fait, ne reçoive dans les 24 heures pour nourriture que 10, et qu'il soit obligé de dépenser 15, soit pour cause de maladies, soit par des veilles ou des fatigues excessives, physiques ou morales, etc., cet homme-là perdrait, et dans un très-court espace de temps, les fonds et capitaux de son corps; l'harmonie des fonctions des organes sera rompue, l'équilibre des actions des tissus et des organes sera détruit, les forces de sa vie perdues au point de détruire toute résistance de l'organisme aux agents cosmiques extérieurs : froid, humidité, chaleur, lumière, électricité, etc., et alors, ces mêmes agents qui, par leurs actions et sous l'influence de la vie, servaient à l'entretien de la santé et à la conservation de l'existence normale de l'individu, deviendraient le germe de toute indisposition, de toute maladie; car, ces mêmes agents cosmiques sont aussi ceux qui deviennent causes, non-seulement de la perte de tout équilibre, mais encore engendrent la désorganisation et même la putréfaction des tissus vivants aussitôt que la vie cesse.

Mais nous devons observer que chaque individu, ayant une capacité de forces différente et une aptitude particulière, échange les matériaux de son corps avec une vitesse toute différente. L'homme jouit de la propriété d'échanger plus de matières que la femme, l'adulte plus que le vieillard et l'enfant.

XVI

Ainsi l'homme, dans son état normal, livre au monde extérieur, c'est-à-dire, à l'air atmosphérique et à la terre, toute matière dont son organisme n'a plus besoin; matière modifiée et qui, éliminée, est rejetée hors de lui comme scorie.

Ces scories, produits de désassimilation, se rassemblent en partie dans des organes spéciaux du corps, tels que : les poumons pour l'expiration de l'acide carbonique, la vessie urinaire pour l'urine, la vésicule biliaire pour la bile, etc., pour en être rejetées par le larynx, par l'urètre et les intestins. Une autre partie de ce qui reste est rejetée par la peau; mais en même temps l'homme reçoit, par le moyen des mêmes organes : par la trachée et les poumons, (moyennant la respiration), l'oxygène de l'air, par la bouche et l'estomac les aliments qui forment ses tissus, après avoir auparavant formé les éléments de son sang.

XVII

Il y a des gens, avons-nous dit, qui dépensent trop de leur vie; l'ouvrier, par exemple, et celui qui travaille trop par la pensée, changent la composition de leurs corps dans un temps plus court que les gens oisifs. Beaucoup de gens vivent trop vite, soit par leur manière de vivre, soit par leur état, soit par diverses sortes d'abus : les insomnies, les excès de table, les excès dans l'amour, les passions, les jeux, l'espérance, les abattements craintifs continus ou transformés rapidement en confiance, etc., toutes ces causes mettent en grand mouvement le sang de ces hommes; chez eux, le cœur bat avec vitesse et violence, la respiration devient, par conséquent, accélérée, les sécrétions et les excrétions sont abondantes et la dépense des matériaux de leurs corps ainsi que des forces de leur vie devient prodigieuse. Les aliments qui devaient former les tissus de ces individus se décomposent en matières excrémentielles; ainsi peu à peu, l'équilibre des forces se rompt et le corps souffre dans sa provision générale de matières, *car les forces de la vie ne consistent qu'à la dépense de tout moment renouvelée et remplacée par une recette et un gain égal.*

Et règle générale, dès que le gain ou la recette pour la recomposition des tissus et des organes du corps de l'homme, ne peut plus, pour une cause quelconque, faire équilibre à la dépense que l'individu fait, le dépérissement des forces est inévitable et toute activité commence à diminuer, à se relâcher, à se paralyser. Ainsi, la digestion perd de sa force, l'absorption des aliments et des boissons perd de son activité, le suc nourricier diminue par conséquent et des désordres graves apparaissent l'un à la suite de l'autre.

XVIII

Nous devons regarder l'organisme vivant comme une machine qui, pour déployer la force nécessaire pour sa capacité, doit brûler et dépenser autant de matières combustibles que les degrés de sa force exigent; car dans le cas où ces matériaux ne sont pas en quantité suffisante ou sont de mauvaise qualité, la force de ses ressorts se relâche peu à peu, ses mouvements se paralysent et à la fin tout mouvement cesse.

Les hommes occupés à des mouvements corporels forts et fatigants éliminent, c'est-à-dire, dépensent, par la peau seule, en 9 heures, autant d'acide carbonique qu'à l'état de repos en 24 heures. (Gerlah, Moleschott.) Un accroissement de travail de l'intelligence, une fatigue de l'esprit produisent une augmentation de l'appétit, comme le ferait une fatigue musculaire intense. L'appétit n'est qu'un symptôme d'appauvrissement de notre sang, de même que la soif, l'appauvrissement des tissus de notre organisme en liquide, apprécié au moyen de ces deux sensations.

XIX

La fatigue et la tension de l'esprit, comme le travail de nos membres, augmentent la dépense de notre corps par la peau, les poumons et les reins, c'est-à-dire, par la transpiration, la respiration et les urines. Le corps de l'homme de tout âge, en bonne santé et dont toutes les fonctions sont en équilibre partout et chez les individus qui font un usage convenable d'aliments et de boissons, l'échange des matériaux de son organisme s'opère plus rapidement que chez des êtres chétifs ou épuisés par le manque de nourriture ou par l'abstinence, ou gorgés d'aliments et de boissons qui fatiguent et pervertissent les forces digestives de l'estomac.

Il est vrai qu'on pourrait quelquefois s'accorder une certaine latitude, qu'on pourrait se permettre de légers écarts en dehors de ses habitudes journalières : manger, par exemple, quelquefois plus qu'à son ordinaire et même boire un ou deux verres de vin de plus, s'échauffer par quelques exercices fatigants et cela pour mettre de temps à autre le corps dans une espèce de révolution modérée, par laquelle les humeurs puissent s'épurer sans jamais pourtant dépasser les limites de la prudence.

Le corps de tout individu en parfaite santé, renouvelle la plus grande partie de sa substance dans un laps de temps de 28 à 30 jours. (Moleschott.) Dans l'homme, l'échange des matières ne se fait pas toujours avec la même force ni la même régularité; il est, au contraire, subordonné, ainsi que nous venons de le dire, à la nature du climat, du sol, de l'air, de l'eau et aux diverses influences climatiques du lieu que l'homme habite ; toutefois, n'oublions pas qu'outre les influences que nous venons de signaler, la disposition héréditaire de l'individu, son éducation physique et morale, sa constitution, son âge et son sexe, etc., jouent le plus grand rôle dans la vie de l'individu.

XX

Nous l'avons dit et nous le répétons, l'homme et les animaux, au moyen des plantes, dépendent de l'atmosphère, de l'eau et des sels que le sol produit. L'homme par les plantes reçoit les matériaux de son sang, et par l'air il absorbe l'oxygène qui vivifie son corps. L'organisme de l'homme échange ses matériaux avec plus d'activité dans la période de la vie qui va de 28 à 40 ans; c'est à cet âge, en moyenne, que l'activité créatrice de l'homme atteint son apogée; le développement des sens est à son plus haut degré et devient la base du développement de l'intelligence humaine. (Moleschott, Müller.)

L'homme, avons-nous dit, échange dans un temps donné plus de matériaux que la femme, l'adulte plus que le vieillard et l'enfant. Le développement des tissus et des organes d'un enfant à la mamelle est très-favorisé parce qu'il dort plus qu'il ne veille; en veillant l'enfant court, joue, pousse des cris, c'est-à-dire, dépense toujours et ainsi ne se trouve plus dans les mêmes conditions que quand il dort; en dormant, au contraire, souvent et beaucoup, la dépense de son corps est de *beaucoup diminuée*. Le sommeil, non-seulement diminue les pertes de la machine humaine mais encore il en active le développement. (Moleschott.)

XXI

Nous savons que chez les vieillards la digestion n'a plus la même activité que chez l'homme à la fleur de l'âge; la mastication se faisant incomplète par l'absence des dents, les sécrétions salivaire et buccale diminuées, la digestion devient lente et pénible; l'absorption des aliments et des boissons retarde beaucoup et il en résulte une diminution et une altération des sucs nourriciers, qu'il est facile de reconnaître dans la sécheresse du globe de l'œil jadis liquide. Les os perdent une partie de leur élasticité parce qu'ils sont moins riches en eau que ceux des adultes; et dès que la nutrition ne peut plus faire équilibre aux pertes journalières, le dépérissement doit s'ensuivre inévitablement.

L'âge, avons-nous dit, le sexe, l'état héréditaire, le climat, la position du sol, la température, l'air dense ou raréfié, chaud et sec, froid et sec, chaud et humide, etc., l'alimentation, l'abstinence ou les excès, les veilles continues ou les trop fortes doses de sommeil, chacune de toutes ces causes impriment, ainsi que nous venons de le dire, un état particulier à l'individu et déterminent, non-seulement la mesure des dépenses et des recettes du corps de l'homme, mais encore donnent à ses sens une espèce d'activité ou de fatigue et de torpeur, de paresse ou d'énergie caractéristique qui se fait remarquer au premier coup d'œil. Le développement des sens, avons-nous dit, devient la première base du développement de l'intelligence humaine.

En conclusion, en développant les forces de son organisme, en usant des matériaux de son existence avec prudence et modération et surtout les matériaux de l'amour... et d'après les règles que l'hygiène prescrit, l'homme peut être certain que sa vie sera longue, pleine de santé, de fraîcheur et de forces, malgré l'âge et la vieillesse elle-même; mais si, au contraire, par des abus de toute sorte, par des excès de tout genre, l'homme dépense à pleines mains les matériaux de son corps et les forces de sa vie, il sera vieux déjà à 38 ans et décrépit à 50, sans compter les incommodités, les souffrances et les maladies dont son organisme sera le théâtre.

PREMIÈRE PARTIE

ETUDES PHYSIOLOGICO-BIOLOGIQUES.

PREMIÈRE PARTIE

ÉTUDES PHYSIOLOGICO-BIOLOGIQUES.

CHAPITRE I

LES ÉLÉMENTS ET L'ORGANISME DE L'HOMME

L'azote, le carbone, l'hydrogène et l'oxygène sont les principes qui, libres ou combinés à l'état d'acide carbonique et d'ammoniaque [1], constituent la sphère gazeuse qui nous environne de tout côté : l'atmosphère de notre globe. Les minéraux tels que : le soufre, le phosphore, le chlore, le sodium, le potassium, le calcium, le magnésium, l'aluminium, le fluor, le silicium, le manganèse, le fer, etc., etc., forment la terre que nous habitons. Tous ces éléments diversement combinés ensemble représentent l'air, le sol et l'eau.

1. L'oxygène et le carbone } combinés forment l'acide carbonique,
L'hydrogène et l'azote } l'ammoniaque,
L'oxygène et l'hydrogène } l'eau.

Les quatre premiers principes: azote, carbone, etc., et les minéraux : soufre, phosphore, etc., etc., combinés entre eux et recombinés par des forces spéciales, forment les premiers éléments organiques des plantes ou les principes azotés qui, passés des plantes aux animaux herbivores et carnivores et à l'homme lui-même, moyennant la nutrition, forment les tissus et les organes de leurs corps.

Ainsi, nous voyons que tous les corps de la nature, végétaux et animaux en nombre incalculable, ne sont formés que de la combinaison de trois ou quatre éléments, malgré leur diversité infinie, et que ces éléments, indispensables à l'existence et à l'accroissement des végétaux, des animaux et de l'homme, jouent le rôle le plus important dans l'existence de la nature entière.

Cet ensemble nous indique aussi les rapports intimes qui existent, non-seulement entre les différents corps de notre globe terrestre, mais encore entre les autres corps de notre système planétaire; l'action, par exemple, du soleil sur la terre, sur l'air, le sol, les plantes et les animaux, sur nous-mêmes et sur tout ce qui nous entoure, et le monde avec tout ce qu'il renferme, minéraux, plantes, animaux etc., est subordonné au reste de l'univers. Tous ces corps ne subsistent donc, ne se meuvent et n'agissent les uns sur les autres que par des forces spéciales et particulières, sous l'influence d'une seule force active que nous appelons la vie, qui n'émane que de la providence divine, de Dieu.

CHAPITRE II

LA VIE ET SES MILIEUX

La vie, pour exister et se manifester, a besoin de certaines conditions indispensables; ces conditions sont : les organes et les tissus qui forment le corps de l'homme et deux milieux, l'un qui enveloppe toujours et partout toute existence : les plantes, les animaux et l'homme; c'est le milieu ambiant, le milieu cosmique extérieur, composé, ainsi que nous venons de le voir, de divers éléments : azote, carbone, hydrogène, oxygène, lumière, électricité, etc.; ce milieu constitue les agents généraux de la nature, agents qui impriment leur action aux corps vivants et aux corps bruts; l'autre, le milieu intérieur qui n'appartient qu'à l'organisme vivant, est donné comme premier héritage, dès le commencement de la vie de l'embryon, dans le ventre de sa mère et se forme par les forces de la vie, l'âme de l'animal.

Ce milieu intérieur, qui n'est que le sang de l'individu, se régularise et se perfectionne par le principe de la vie et les jeux des actions et des réactions des tissus et des organes de l'individu lui-même, pour la conservation propre de chaque organe, de chaque tissu, de chaque ressort de la machine vivante.

Ainsi, toute matière minérale, végétale ou animale prise par l'animal et l'homme, dissoute, digérée et élaborée dans son estomac, passe dans le milieu intérieur, le sang, et là, brûlée par l'oxygène pris du milieu extérieur par la respiration, se vivifie et devient à son tour tissu et organe.

Le corps humain, composé d'une infinité de parties distinctes, d'organes divers dont chacun exécute des mouvements propres, dans le but toujours de concourir à l'entretien de la vie, du bien-être de l'ensemble, de la santé, constitue un tout harmonique que nous appelons organisme.

Chaque organe, se trouvant séparé par la différence même de sa propre texture (le tissu des poumons diffère beaucoup de celui du foie, de la rate, des intestins, etc.), séparé, disons-nous, par des tissus et des membranes qui se déploient sur lui, isolé, pour ainsi dire, se forme de véritables barrières afin qu'il puisse être libre dans ses fonctions et dans ses manifestations particulières; et nous pouvons dire que, dans la machine vivante chaque tissu, chaque organe a sa circulation propre, sa température, sa nutrition, son milieu et que, par l'ensemble de toutes ces fonctions, il exécute en petit tous les phénomènes qui s'exécutent en grand dans tout le corps.

Chaque organe dépend de l'ensemble des autres organes, de même que l'ensemble dépend de chacun d'eux; par conséquent, tous les organes sont dans une dépendance réciproque, relativement à leur existence et à l'exercice de leurs fonctions; ils s'entr'aident mutuellement, dit Adamuci, pour concourir à entretenir la vie de l'individu; et la vie forme dans l'organisme, moyennant le sang, ce milieu intérieur, un tout harmonique, un petit monde, pour ainsi dire, contenu dans le grand avec lequel il se trouve en échange continuel.

Dans le corps vivant, chaque tissu absorbe par le sang la substance qui lui convient, pour sa nutrition particulière, il se l'assimile, élimine ou abandonne une partie de celle qui existait et dont il n'a plus besoin et la rejette dans la circulation générale du sang, d'où, par des organes spéciaux : les poumons, les reins, la peau, les intestins, etc., il la rejette comme scorie, au monde extérieur, à la nature inorganique.

Donc, la force qui crée les tissus et les organes de notre corps, cette force mystérieuse qui, par un échange de matières continuel, met en harmonie les actions de tous nos tissus, les fonctions de tous nos organes, la vie ou l'âme en un mot, a certaines lois qui lui sont propres et tout à fait différentes, et même en opposition avec celles de la nature inorganique.

Chaque organe, tous les tissus de notre corps se forment, croissent et vivent sous l'action de cette force primitive qui, en opposition constante avec les forces générales de la nature, se règle d'après ses propres lois. Tout agent, par exemple, du milieu cosmique extérieur : air, chaleur, lumière, électricité, etc., tout élément, en un mot, qui aurait par accident pénétré dans les tissus et les organes du corps vivant, sans avoir préalablement subi l'élaboration nécessaire par les organes spéciaux et par les milieux intérieurs des tissus, ces laboratoires de la vie, serait nuisible à l'organisme et même destructif; et la machine vivante se maintient bien et dans ses conditions normales tant que cette force peut soumettre, à ses lois propres, les influences du dehors et les impressions des agents extérieurs.

« Les machines vivantes, dit C. Bernard, sont « créées et construites de telle façon que, plus elles se

« perfectionnent, c'est-à-dire, plus elles sont fortes « et leur développement complet, plus elles devien- « nent de plus en plus libres dans le milieu ambiant « général... Ce n'est qu'en passant dans le milieu in- « térieur des organes et des tissus que les influences « du milieu extérieur peuvent nous atteindre. »

Et en effet, un peu d'air simple qui aurait pénétré par une ouverture anormale dans les cavités des tissus de l'organisme vivant, pourrait occasionner des accidents graves et souvent même la mort. Ainsi donc, les organes et les tissus du corps de l'homme, ne pouvant pas se concilier directement avec les agents extérieurs, avec les influences du dehors, se forment leurs milieux intérieurs sous la forme d'un liquide qui, par des canaux ou des vaisseaux de tout calibre, gros, fins ou capillaires, circule partout, pénètre partout et met incessamment ces organes et ces tissus en rapport régulier les uns avec les autres et en même temps avec le monde extérieur, moyennant la respiration et la nutrition; ce liquide, ce milieu intérieur, nous l'avons déjà dit, c'est le sang.

C'est dans ce liquide que la vie met en réserve les matériaux nécessaires à l'existence de l'individu; c'est par le sang qu'elle entretient, sans la moindre interruption, l'humidité, la chaleur et toutes les autres conditions indispensables à son activité et qu'elle accommode l'existence de l'organisme vivant avec le milieu ambiant climatique dans lequel l'individu vit, et par lequel il doit entretenir et conserver son existence.

Le sang est une liqueur qui contient à l'état fluide toutes les premières matières de tous les tissus; il est une chaire pour ainsi dire, qui coule et qui en se combinant avec les tissus de l'organisme, en assure l'existence; il est un milieu intérieur qui met en action tous les tissus et tous les organes; car c'est par le sang que la vie donne, aux animaux supérieurs et à l'homme, une température qui est propre à chacun d'eux, et toujours plus élevée que celle du milieu ambiant; c'est par lui qu'elle maintient cette température sans que celle du milieu cosmique extérieur puisse la changer ou la modifier.

C'est donc par ce milieu intérieur que la vie de chaque individu peut se montrer plus ou moins vive, plus ou moins affaiblie, languissante ou détériorée, et sans que le milieu extérieur y soit plus d'une fois pour rien. C'est au sang que sont dues les influences du climat, du sol, de l'air, de l'hérédité, de l'âge, du sexe, de l'espèce, de la race, de l'état d'abstinence, de bonne ou de mauvaise digestion, etc., etc.

A mesure que le sang, dans l'organisme vivant, se forme dans de bonnes conditions, dès la vie embryonnaire et l'enfance, les tissus et les organes se relèvent et se développent, et le corps acquiert toutes les forces nécessaires pour résister à toutes les influences du dehors; et plus le corps sait résister, plus ses conditions d'existence se modifient et le développement des organes devient complet. Ainsi protégés de plus en plus contre les influences du dehors, les tissus et les organes de la machine vivante, vivent, non-seulement dans une indépendance spéciale, mais encore dominent ces influences et s'en servent pour le bien-être de l'organisme entier.

Susceptible de changements continuels, le sang est un liquide complexe dans lequel tous les vaisseaux chylifères et lymphatiques, et toutes les glandes du corps de l'homme apportent à chaque instant, des matières toujours nouvelles. En passant d'un tissu dans un autre, le sang change de composition ; dans les poumons, dans les divers systèmes des vaisseaux capillaires [1]; il change encore en recevant les molécules de décombinaison, c'est-à-dire les scories qui doivent être rejetées dehors, de même qu'il change en donnant les matériaux nécessaires pour la nutrition et es sécrétions.

CHAPITRE III

LA VIE DANS L'HOMME

Tout agent extérieur, soit physique soit chimique, tout ce qui environne enfin l'organisme vivant, agit sur lui d'une manière permanente et tend par son action immédiate, à le décomposer, à altérer les matériaux qui le composent et à le détruire, et l'aurait effectivement détruit si les forces de la vie n'avaient soumis ces agents naturels à son empire, ne les avaient dominés et modifiés pour les faire servir aux besoins de l'existence de l'individu.

Le sang, par exemple, tant qu'il se trouve dans ses vaisseaux et dans le corps de l'animal et de l'homme, c'est-à-dire sous l'action immédiate de la vie, conserve sa propre chaleur et son état fluide, normal; ses

1. Les vaisseaux capillaires sont des vaisseaux sanguins très-fins et d'une ténuité extrême. Ces vaisseaux constituent les dernières ramifications de canaux que le sang traverse pour passer des artères aux veines.

globules vivent dans le serum comme les poissons dans l'eau, leur hygrosphère, milieu qui leur est propre et que les forces de la vie de chaque individu composent pour ces globules dans les vaisseaux du sang. Tous les matériaux qui composent ce sang forment un tout homogène, un ensemble qui exprime son caractère vital; mais aussitôt que ce sang est extrait du corps, dès qu'il est soustrait à l'influence des forces de la vie, il est décomposé, putréfié sous l'action immédiate des agents cosmiques extérieurs : air, chaleur, humidité, etc.

Ainsi, nous voyons que ces mêmes agents qui, sous l'influence de la vie, entretiennent l'existence de l'individu, deviennent des causes directes de décomposition, de putréfaction et de destruction complète aussitôt que la vie ne peut plus les maîtriser ni les modifier.

Un liquide, une substance quelconque, l'air que nous respirons, la lumière, la chaleur, les odeurs, le son lui-même, tout agent enfin extérieur ne peut pénétrer dans l'organisme vivant sans avoir préalablement subi une élaboration, une modification particulière par des organes spéciaux; ces organes sont ceux des sens extérieurs : de la vue, de l'odorat, de l'ouïe, du goût, du tact, que la divine Providence y a mis comme autant de gardiens, ou comme autant de laboratoires de chimie, pour préserver les tissus et les organes de l'économie animale des atteintes fâcheuses du dehors. « La machine vivante, dit C. Bernard, « sera d'autant plus parfaite qu'elle pourra se défen- « dre mieux contre la pénétration des influences du « milieu extérieur; quand l'organisme vieillit, ou « qu'il s'affaiblit, il devient plus sensible aux in-

« fluences extérieures du froid, du chaud, de l'hu-
« mide ainsi qu'à toutes les influences climatiques en
« général. »

Toute action, avons-nous dit, du milieu ambiant, toute substance, en un mot, qui nous vient du dehors, ne peut passer, ne peut pénétrer dans notre corps qu'après avoir subi, dans des appareils ou organes spéciaux, une élaboration préalable et graduée, une assimilation complète [1]. Produit d'un certain nombre d'autres actes, le travail de l'assimilation n'est point le résultat d'un acte instantané, c'est le produit d'une élaboration graduée et plus ou moins durable, et l'assimilation n'est terminée et accomplie que lorsque toute substance, nouvellement entrée dans l'organisme vivant, est devenue homogène, c'est-à-dire semblable à la matière vivante et indifférente, par conséquent, à la fibre vivante et combinable avec elle.

CHAPITRE IV

LES NERFS ET LEURS ACTIONS.

L'air, la chaleur, la lumière, les sons même, pour pénétrer dans l'intérieur de notre corps et produire certaines sensations, doivent passer, ainsi que nous venons de le dire, par des organes spéciaux : ceux de la vue, du goût, de l'ouïe, du tact qui, comme des sentinelles vigilantes, après avoir reçu leurs premières impressions et leur avoir fait subir dans des appareils, la première élaboration due, les laissent passer dans

1. Par assimilation nous entendons la transformation de la matière en substance semblable à nos tissus et à nos organes.

les tissus et les organes respectifs; de même que les substances alimentaires qui, pour pénétrer dans l'estomac, doivent passer par les organes du goût, de la bouche et l'œsophage.

L'estomac est l'organe central où toute matière, après une élaboration préalable : la mastication et l'insalivation dans la bouche, doit se déposer pour y subir ses diverses métamorphoses. Ces premiers actes terminés, l'assimilation n'est pas encore complète, car l'acte assimilateur est une série de divers changements, de diverses métamorphoses qui ne peuvent avoir lieu que graduellement et par degré.

Les matières alimentaires, métamorphosées, par exemple, dans l'estomac en chyme [1], puis en chyle [2], matière homogène, puis après en albumine, fibrine, globuline, créatine, etc., etc., dans divers appareils, puis en hématosine, kératine, etc., dextrine, sucre, etc., etc., passent d'un appareil dans un autre et ainsi arrivent, par le sang, ce milieu intérieur, au dernier des appareils, aux appareils les plus intimes de la vie qui sont les centres nerveux : le système nerveux ganglionnaire, la moelle épinière et le cerveau, cet immense laboratoire de la pensée humaine; c'est dans ces derniers appareils et par eux que ces matières s'identifient avec la vie elle-même de l'individu et dans lesquels l'âme puise elle-même sa force et sa puissance.

1. Mélange à peu près homogène des matières alimentaires dans l'estomac, avec les divers sucs, tels que : salive, suc pancréatique, bile, etc., réduites en un état pulpeux mais non complètement dissoutes.

2. Complétement dissoutes, les matières alimentaires par les divers sucs et tout à fait homogènes, prennent l'aspect du lait : c'est le chyle.

Durant ce long voyage ou passage des matières alimentaires, toujours graduellement changées et métamorphosées, d'un appareil dans celui qui vient après, il s'y opère, dans les mêmes moments, un autre acte non moins intéressant qui est celui de désassimilation et qui consiste en une décombinaison des matières qui formaient auparavant nos tissus et qui, en état de scories, doivent être rejetées par des organes spéciaux, hors de la machine vivante.

Ces deux actes de composition et de décomposition, de combinaison et de décombinaison, de nutrition et de dénutrition ou plutôt de recettes et de dépenses constituent l'échange des matières. Mais pendant que ces deux actes s'accomplissent dans la machine vivante, examinons, pour quelques instants, quels sont les moteurs et régulateurs de ces actes si essentiels à la vie, et par lesquels ce mouvement de l'échange des matières a lieu.

Dès que l'œuf de la femme est fécondé, vivifié par le sperme de l'homme, le germe de la conception commence à subir certaines métamorphoses qui ont pour effet immédiat, la formation d'une trame de tissu très-fin; ce tissu est le premier élément, l'élément le plus actif et qui doit former tous les autres éléments de la formation de l'embryon, ce tissu est le tissu nerveux. « Les premiers éléments, dit Darwin, « les éléments les plus actifs qui apparaissent les pre- « miers dans la formation de l'embryon ce sont ceux « du système nerveux. »

Mais dans la première trace de ce système, ce n'est point ni le cerveau, ni la moelle dorsale, ni la trame des paires des nerfs des sens qu'on voit apparaître, mais seulement le tissu nerveux de nutrition qu'on a aussi appelé : système nerveux ganglionnaire. Ce tissu porte en lui seul, comme une miniature, les premiers rudiments des tissus et des organes desquels naissent et se développent peu à peu, tous les tissus, tous les organes du corps vivant.

Produit immédiat des forces de la vie du père et de la mère, du sperme de l'homme et de l'œuf de la femme, ce premier appareil de tissu préside à la formation de tous les autres tissus, de tous les autres appareils de l'organisme qui commence à se former. Ce système de nerfs ne manque dans aucun animal; aucune partie du corps de l'homme n'en est privée (Müller, Giacomini), et il est démontré que là où le nerf ganglionnaire manque, le tissu ou l'organe correspondant ne peut pas se former, et n'existe pas. (Müller.)

De tout ce qu'il vient d'être dit, on peut parfaitement comprendre que c'est dans ce système de nerfs, le système nerveux ganglionnaire, que toutes les forces organiques sont concentrées, que par lui la vie de l'individu apparaît et de lui tous les actes de la vie émanent; et la vie préside par lui, moyennant la nutrition, à la formation de tous les tissus, de tous les organes, de tous les autres systèmes qui composent l'organisme vivant.

Aucune partie de notre corps n'étant pas privée de ce système de nerfs, tous nos tissus, tous nos organes sont vivifiés par lui; et ce système de nerfs, en s'épanouissant, enveloppe de ses filets, intérieurement, par la membrane muqueuse qui tapisse notre intérieur depuis la bouche jusqu'à l'anus, et extérieurement, moyennant les vaisseaux sanguins capillaires de la peau, enveloppe, disons-nous, et donne à chaque organe, à chaque tissu, au milieu de la sensibilité, de la motilité, de la température et de la circulation du sang générale, un mode particulier de sentir et de se mouvoir; donne, disons-nous, une chaleur particulière et indépendante de celle du corps, une circulation propre à chaque partie de la machine vivante, que nous appelons circulation capillaire et qui, quoique sous l'influence de la circulation générale du cœur, est soustraite à l'empire de cet organe et ne reçoit que l'influence de l'action des nerfs de la partie.

En somme, toutes les propriétés de nos organes et de nos tissus émanent, sans aucune exception, de ce système de nerfs (Akerman, Lobstein, Sprengel, Müller) ; les mouvements de contractilité du cœur, les mouvements péristaltiques de l'estomac, des intestins et de tous les muscles en général ; toutes les actions, en un mot, tous les mouvements et nous pouvons ajouter avec les professeurs Giacomini et Müller que tous les nerfs des sens extérieurs, l'olfactif, l'acoustique, l'optique, les nerfs du goût et ceux du tact ne sont sensibles que par les filets nerveux ganglionnaires qui pénètrent avec les artères dans leur pulpe particulière. Le cerveau lui-même ne serait pas sensible et la volonté serait nulle si de petits filets nerveux ganglionnaires ne pénétraient dans sa composition intime moyennant les artère-qui y pénètrent; filets qui nourrissent, animent et vivifient la substance elle-même du cerveau. « Les « nerfs ganglionnaires confondent leur substance « avec le tissu des artères et se portent ainsi aux « membres, au cerveau et même au placenta dans la « matrice de la femme pour l'existence de l'embryon. » (Wisberg, Blainville).

Ainsi donc nous pouvons tirer la conclusion suivante, que la mesure des forces de la vie de chaque individu dépend de l'action des nerfs ganglionnaires sur les tissus et de la réaction des divers tissus sur ces nerfs qui, soit comme régulateurs de la nutrition générale, soit comme modérateurs de toute réaction, de toute influence du dehors sur nos tissus, modifient l'existence de l'individu et changent plus ou moins son état.

CHAPITRE V

DEUX SYSTÈMES DE NERFS. — HARMONIE DANS LEURS ACTIONS.

Toutes les parties de notre corps ont la faculté d'être excitées d'une façon toute spéciale, non-seulement sous l'influence des agents extérieurs qui, comme éléments nécessaires à la vie, nous environnent toujours et partout, mais encore sous celle de notre propre sang, ce milieu intérieur, qui dans ses diverses conditions de formations, ainsi que nous venons de le dire, environne chaque tissu dans l'intérieur de notre corps.

L'impression de toute excitation, quelle que soit sa qualité ou son étendue, ne peut être perçue que par les nerfs des sens qui couvrent soit intérieurement soit extérieurement notre corps. Tout agent extérieur, toute substance qui pénètre notre intérieur a une action, produit une impression sur les nerfs des sens extérieurs de notre organisme ; cette action peut se montrer plus ou moins vive, ou plus ou moins affaiblie et languissante selon l'état et la disposition de l'individu. Dans ces deux conditions nous trouvons les différences dues aux influences de l'âge, du sexe, de l'espèce, de la race, de l'état d'abstinence ou de digestion, etc., et cela nous amène à voir dans l'organisme les impressions et les réactions réciproques et simultanées du sang et des divers liquides de l'organisme, sur les nerfs des tissus et des tissus sur leurs milieux.

Le sang, nous l'avons déjà dit, n'est autre chose qu'un milieu intérieur dans lequel vivent les éléments du corps. L'impression de sentir des tissus vivants caractérise leur vitalité et cette propriété des tissus ne peut être perdue qu'aux moments de la mort.

La valeur, c'est-à-dire, la qualité et l'intensité de toute impression exercée, soit à l'extérieur de notre corps soit dans notre intérieur, se rapporte, ainsi que nous venons de le dire, aux nerfs de nos sens. Jusqu'à présent nous n'avons parlé que du système des nerfs ganglionnaires, système dans lequel résident les forces de la vie ; mais la machine vivante est pourvue d'un autre système de nerfs dont les filets en s'entrecroisant couvrent la périphérie de notre corps et gardent, comme des sentinelles, notre épiderme, tous les organes de nos sens et notre intérieur depuis la bouche jusqu'à l'anus, de toute action, de toute impression agréable ou fâcheuse.

Régulier et avec une certaine régularité distribué dans les diverses parties de notre corps, ce système de nerfs préside à la sensibilité active et aux mouvements volontaires de notre corps et a pour foyers principaux le cerveau et la moelle épinière, et c'est pour cela que les nerfs de ce système sont appelés : nerfs céphalo-rachidiens.

Les nerfs ganglionnaires, au contraire, irréguliers de leur nature et irrégulièrement distribués dans les profondeurs de tous nos tissus et de tous nos organes, sont séparés et tout à fait distincts des nerfs céphalo-rachidiens malgré les relations nombreuses qui unissent ces deux systèmes intimement ensemble.

Ces deux systèmes de nerfs, deux sphères d'activité puissantes, jouent par leurs mouvements incessants, le rôle principal, le rôle le plus essentiel pour l'existence de l'organisme vivant et pour l'entretien de la vie. Puisant leur force l'un dans l'autre, ces deux systèmes de nerfs sont deux sphères d'action antagoniste; antagonisme harmonieux qui, par ses mouvements opposés, constitue l'équilibre, la vie normale, la santé, et imprime aux mouvements de la machine vivante, toute la rapidité, toute la puissance, et en même temps, toute la précision que nous y voyons et fait naître dans tous les autres centres ou foyers principaux du corps : cœur, poumons, cerveau, les manifestations les plus élevées, ainsi que les phénomènes de toute maladie, lorsque ces deux systèmes de nerfs avaient perdu l'équilibre, l'harmonie antagoniste qui les liait ensemble.

Bichat avait raison de regarder chaque ganglion [1] nerveux comme un centre particulier d'un petit système de nerfs, tout différent du système nerveux céphalo-rachidien et même distinct des petits sys-

1. Les ganglions nerveux sont de petits corps arrondis ou triangulaires, rougeâtres ou grisâtres, qui, irrégulièrement situés sur le trajet des filets nerveux, relient de diverses manières tout ce système de nerfs ensemble.

tèmes des autres ganglions. La structure des divers ganglions, leurs entrelacements, les anastomoses en tous sens des nerfs de ces petits systèmes, leurs irradiations innombrables dans tous les tissus et leurs distributions dans la profondeur de tous les organes, tout, en somme, nous offre ce système de nerfs comme le laboratoire chimique de la vie où tout agent extérieur, toute matière s'élabore, et par l'assimilation organique toute substance acquiert la forme du tissu vivant et d'où, par la décombinaison, toute matière, faite scorie, est rejetée hors du corps humain à la nature inorganique.

CHAPITRE VI

ACTION DES AGENTS NATURELS SUR L'ORGANISME DE L'HOMME. — IMPRESSIONS, EXCITATION.

Tout organe, chaque tissu ayant une somme de force, une dose, pour ainsi dire, d'excitabilité déterminée par l'état des forces de l'individu et par les deux systèmes de nerfs qui se distribuent sur tout et dans tout l'organisme vivant, déploie cette force en raison directe de l'agent qui l'excite et le fait réagir; cette propriété des tissus constitue le privilége exclusif de la matière vivante; et on l'a appelée excitation, incitation, stimulation, etc., etc.

L'excitation est nécessaire à l'entretien de la vie, car son défaut produit l'engourdissement et, lorsqu'il se prolonge, la paralysie et la mort même des tissus.

La plus grande partie des agents de la nature, tels

que : l'air atmosphérique, la lumière, la chaleur, le son, les aliments, etc., agissent comme des excitants, car, en effet, leur contact excite les nerfs des tissus et des organes. Souvent l'activité d'une partie des nerfs agit comme excitant sur le reste, comme nous le voyons dans les exercices musculaires, les désirs, l'amour, les fortes impressions, la colère, les passions excitantes, la volonté, etc.; mais tous les excitants, quelle que soit leur nature, ont une action spéciale sur les nerfs des tissus.

Les excitants sont naturels, normaux, habituels, quand par leur action moyenne, normale, habituelle sur les nerfs de nos tissus, ils donnent le bien-être et la santé, tels sont, par exemple : la chaleur modérée, la lumière, les sons doux et agréables, les aliments, les boissons, etc.; les excitants, au contraire, dont la qualité ou la quantité dépassent certaines limites, au lieu d'exciter simplement, irritent à un plus haut degré les nerfs et deviennent la cause de certains phénomènes irréguliers et de maladies; c'est pourquoi ce dont nous devons le plus tenir compte c'est la quantité et le degré de cette excitation.

De même, un certain nombre de substances, au lieu d'exciter par leur contact les tissus vivants, diminuent au contraire et rabaissent leur impressibilité naturelle, telles sont : le froid, l'humidité, l'obscurité, l'air vicié, une alimentation insuffisante ou de mauvaise nature; dans la même catégorie nous devons mettre : les pértes de sang, les pertes de l'action nerveuse dans l'exercice lascif de la copulation, dans les amours effrénées, les pertes de sperme, les sueurs abondantes et excessives, etc., et si cette diminution d'excitabilité des tissus se prolonge et dépasse certaines limites, l'impressibilité de ces tissus va en décroissant jusqu'à l'extinction de la vie.

Les centres, avons-nous dit, où ces deux mouvements si opposés l'un à l'autre ont lieu, les ressorts de ces deux actions de santé ou de maladie et souvent de mort pour l'organisme sont les deux systèmes nerveux : le ganglionnaire et le céphalo-rachidien; examinons maintenant de quelle manière ces deux mouvements s'opèrent dans l'organisme vivant.

Les expériences du Dr C. Bernard nous ont prouvé jusqu'à l'évidence que, dès qu'on irrite un des filets nerveux sympathiques [1], dans une partie quelconque du corps vivant, on produit un resserrement plus ou moins considérable aux vaisseaux qui contiennent le sang de la partie où cette irritation eut lieu; resserrement qui entrave plus ou moins la circulation et le mouvement du sang dans les vaisseaux capillaires [2] et la ralentit avec diminution notable de chaleur; mais en même temps d'un autre côté, les filets nerveux appartenant à l'autre système, au système nerveux des sens ou céphalo-rachidien, se relâchent, s'engourdissent et leur énergie se ralentit plus ou moins. (N'oublions pas que partout : chaque tissu de notre corps, tout organe est couvert des filets de ces deux systèmes de nerfs.) Mais si, par contre, l'on irrite un filet nerveux appartenant au système céphalo-rachidien, ou nerfs sensitifs, les nerfs ganglionnaires de la même partie se relâchent plus ou

1. On appelle nerf sympathique ou grand sympathique l'ensemble des nerfs ganglionnaires ou de nutrition.

2. Les vaisseaux capillaires sont d'une finesse et d'une ténuité extrême; c'est par ces fins canaux que le sang passe des artères dans les veines.

moins, se paralysent, et le sang afflue dans les vaisseaux en abondance, la chaleur s'y accroît notablement et une activité plus ou moins grande, une exaltation se produit dans tous les phénomènes de la partie.

Une piqûre, par exemple, faite par un insecte ou par une épine à l'épiderme d'une partie quelconque de notre corps, irrite les filets nerveux du tact (filets nerveux des sens appartenant au système nerveux céphalo-rachidien) ; ceux du système nerveux ganglionnaire de la partie correspondante plus profondément situés, se relâchent immédiatement, le sang afflue dans les vaisseaux capillaires (rougeur de la partie), la chaleur augmente et une activité plus ou moins grande, une irritation proportionnelle à l'intensité de la piqûre s'y établit ; irritation qui ne disparaît qu'après le temps nécessaire au rétablissement de l'équilibre des deux systèmes de nerfs de la partie.

Dans l'action de ces deux systèmes de nerfs l'opposition ou plutôt l'antagonisme est tellement évident, tellement constant qu'on pourrait mesurer les degrés mêmes de l'excitation de l'un de ces deux systèmes et le relâchement des nerfs du système opposé; action qui, comme un mouvement de bascule, relève ou rabaisse la circulation sanguine capillaire et la circulation, par conséquent, générale avec la nutrition comme nous allons le voir.

Ainsi tout agent extérieur, toute action intérieure, volonté, désirs, etc., qui augmenterait, dans la machine vivante l'état : l'intensité et l'étendue des mouvements des nerfs de l'un de ces deux systèmes, aurait comme conséquence immédiate et directe, la diminution, le relâchement plus ou moins long, plus ou moins durable, dans le même rapport et la même étendue, du système antagoniste, et vice-versa. La suraction des nerfs des sens implique le relâchement et même la paralysie des nerfs ganglionnaires des mêmes parties, la suraction, au contraire, de ces derniers, le relâchement et même la paralysie des nerfs céphalo-rachidiens.

De cet antagonisme franc et constant, antagonisme dont l'essence constitue l'harmonie de tous les actes de la vie, naît la force réciproque des tissus et des organes et l'équilibre de toutes les fonctions ; car l'excitation des nerfs de l'un de ces deux systèmes tend toujours à mettre en équilibre le relâchement des nerfs du système opposé ; excitation qui est modérée, brisée, pour ainsi dire, par le relâchement, l'engourdissement et, s'il le faut, par la paralysie des nerfs antagonistes; relâchement ou excitation qui ne manquent pas de reprendre leur action moyennant l'opposition elle-même des nerfs du système opposé qui tendent à se niveler, à se mettre en équilibre par le passage, tantôt gradué, tantôt brusque et immédiat du relâchement aux filets nerveux excités et par la transmission de l'excitation aux filets nerveux relâchés.

En somme, ayant placé, dans la profondeur de chaque tissu, de chaque partie d'organe, les nerfs et les filets nerveux ganglionnaires, tant pour la nutrition générale que pour le bien-être et la vie normale de l'individu, la divine Providence les a voulu en même temps prémunir d'un autre système de nerfs, les nerfs des sens extérieurs, dont les filets innombrables puissent garder, comme des sentinelles d'une vigilance extrême, tous les mouvements de ces nerfs et filets, moyennant les sens, ces portes de la machine vivante par où passent à l'âme les sensations de toute influence extérieure afin de la préserver de toute impression, de toute action fâcheuse.

ALIMENTS. — DIGESTION.

Que voyons-nous pendant l'ingestion des aliments, c'est-à-dire des matières qui constituent une bonne et saine nourriture pour l'homme qui se trouve dans les meilleures conditions possibles et dans l'état de parfaite santé? Le mélange de ces substancss avec la salive dans la bouche, les divers sucs et leur accumulation dans l'estomac excitent, depuis la bouche jusque dans l'estomac, les filets nerveux des sens : des yeux, par exemple, par la vue de plats et de mets plus ou moins agréables et savoureux, de l'odorat, du goût dans la bouche, etc.; tous les filets nerveux appartenant au système céphalo-rachidien sont excités; cela nous est prouvé par la suraugmentation de la sécrétion salivaire dans la bouche, par l'abondance des sécrétions de la membrane muqueuse gastrique, intestinale, etc. : salive, suc pancréatique, bile, divers sucs acides, sécrétions qui servent à désagréger, laver et dissoudre les substances ingérées. Mais pendant que ces nerfs sont excités, les filets nerveux ganglionnaires, ces gardiens des vaisseaux sanguins capillaires sont relâchés et ces vaisseux commencent à se gorger de sang; la chaleur et la sensibilité augmentent dans la bouche et dans toute la membrane superficielle gastrique; mais à mesure que la digestion s'accomplit et que l'assimilation commence, ce mélange liquide des matières alimentaires, que nous appelons chyme, finit par attaquer les filets nerveux ganglionnaires, un peu plus profondément situés dans la muqueuse. Le contact du chyme, matière élaborée déjà, assimilée et inoffensive pour les filets nerveux sensitifs et céphalo-rachidiens, excite, au contraire, les nerfs du système ganglionnaire et à l'instant les vaisseaux sanguins, sous l'influence de cette excitation, commencent à se resserrer graduellement; la circulation capillaire du sang s'y ralentit, la température se rabaisse et une sensation de petit froid se fait sentir du centre à la périphérie du corps (fièvre de la digestion).

Ainsi, dès que les filets nerveux ganglionnaires sont excités, ceux du système opposé commencent à se relâcher, à s'engourdir, et leur engourdissement se transmet et se propage jusqu'à leur centre qui est le cerveau, d'où la pesanteur de tête, la somnolence après le dîner; phénomènes qui sont la conséquence immédiate du relâchement des centres nerveux encéphaliques.

Lorsque les fonctions digestives exécutent régulièrement, les substances nutritives, convenablement digérées et élaborées, sont portées dans le torrent circulatoire du sang, puis dans les poumons pour y être brûlées par l'oxygène que nous respirons, à peu près comme l'huile dans une lampe, afin que, ainsi élaborées, brûlées et devenues assimilables, elles repassent dans le torrent du sang, cette grande rivière d'où chaque tissu, chaque organe, après avoir rejeté dans le même torrent, la partie de sa texture devenue scorie, en reçoive les nouveaux matériaux qui lui viennent, tout faits, du même sang, pour son entretien et son existence.

Toute cette opération d'assimilation générale dans un corps bien constitué et qui se trouve dans des conditions de vie les meilleures possibles, de climat, de sol, de température, etc., est effectuée dans l'espace de quatre heures et demie à cinq. Ainsi, après avoir soumis à l'élaboration les matières alimentaires et effectué, par le sang, l'assimilation à chaque tissu, à chaque organe, les nerfs du système ganglionnaire, ces régulateurs et répartiteurs des forces de la vie dans chaque tissu, dans chaque organe, impriment par leurs mouvements d'excitation et de relâchement, c'est-à-dire de suraction et de subaction, tous les phénomènes de périodicité, tous les mouvements rhythmiques du cœur, des intestins et de l'organisme entier.

C'est durant cet état d'équilibre complet entre les mouvements des deux systèmes de nerfs, surtout pendant la nuit, que le sommeil, de profond, de lourd qu'il était pendant l'acte digestif, devient doux, léger et tranquille. C'est pendant cet état que le fluide nerveux afflue aux centres nerveux sympathiques, parce que les facultés sensorielles et intellectuelles, en repos, n'en consomment plus. C'est alors que ce système de nerfs lui-même, surchargé de son principe ou fluide nerveux, fait couler la vie à tous les autres systèmes, dans tous les tissus, dans tous les organes, lorsque les agents extérieurs : bruits, lumière, etc., se présentent vers le matin à ses portes : aux nerfs des sens extérieurs, et l'homme en est éveillé ; ces nerfs attaqués, excités par ces agents, font relâcher les nerfs ganglionnaires qui, amplifiés de nouveau, facilitent la circulation du sang dans toutes les parties du corps, moyennant la circulation des vaisseaux capillaires tant périphériques que centraux. C'est alors aussi que toute matière éliminée qui en état de scorie doit être rejetée hors du corps vivant par des organes spéciaux, telles que : urines, matières fécales, diverses humeurs, etc., est expulsée sans aucune difficulté et sans avoir rencontré le moindre obstacle.

EXCÈS DANS L'ALIMENTATION.

Mais si, par contre, au lieu de la quantité habituelle et suffisante de matières alimentaires, on double et triple la quantité des aliments et en même temps on change la qualité en y ajoutant des piments et d'autres substances excitantes, de sorte que, quantité et qualité, après avoir dépassé les habitudes journalières de l'estomac de l'individu, ont été en même temps accompagnées de vins généreux et d'autres boissons alcooliques; alors ce n'est plus une simple excitation, une stimulation normale que nous verrions dans les filets nerveux sensitifs mais une véritable exaltation dans les filets de ce système des nerfs de l'estomac. Au simple contact de ces matières avec les nerfs sensitifs de cet organe, et au lieu d'un relâchement simple des filets ganglionnaires, il s'y établit une paralysie et par conséquent un afflux très-considérable de sang non modifié dans la membrane muqueuse gastrique, et une chaleur brûlante; le sang stagne et par sa stagnation même il devient de plus en plus irritant dans les vaisseaux capillaires de cet organe; la chymification des matières alimentaires ingérées est complétement troublée; au contact d'un chyme mal élaboré, irritant, les nerfs ganglionnaires sont à leur tour surexcités, exaltés, ils se contractent, ils se resserrent spasmodiquement et aux moments mêmes qu'ils se trouvaient le plus dilatés et engorgés de sang; par cette contraction subite des vaisseaux, il s'exhale des mucosités de tous les côtés de la membrane muqueuse gastrique; mucosités qui, par leur mélange avec d'autres liquides altérés à raison de leur long séjour dans l'estomac, couvrent plus ou moins cette membrane. Cette couche hétérogène de mucosités altérées, interposée entre la membrane qui tapisse l'estomac et les matières alimentaires, s'opposant à l'absorption et à la résorption des matières, fait que la digestion est en souffrance et en retard; une soif ardente dévore l'individu.

La membrane qui se trouve sous la muqueuse gastrique, infiltrée à son tour, et plus ou moins épaissie par cette exaltation, est paralysée dans ses fonctions ; les mouvements de l'estomac sont ralentis et les aliments, rien que par leur long séjour et par la suraugmentation de la chaleur, s'y décomposent.

Il se forme alors dans l'estomac par une transformation des matières amylacées, certains acides, le suc gastrique perd alors ses qualités normales et devient inefficace, il est altéré, et les matières alimentaires, au lieu de donner à l'estomac un chyme apte à fournir un bon chyle, ne donnent qu'une substance décomposée, dont le séjour dans l'estomac (si par des efforts et des mouvements des nerfs eux-mêmes elle n'en est pas rejetée), ferait naître des maladies aussi variées que variables et dont, le plus souvent, les principales manifestations se traduisent, en général, par des troubles dans les fonctions de la nutrition générale, par des obstacles et des obstructions qui empêchent les expulsions des matières faites scories et qui devraient être rejetées hors du corps ; par des maladies dans les voies digestives, par des engorgements de foie et des hypersécrétions de bile ; par des catarrhes de l'estomac et des intestins et par des affections du système nerveux ganglionnaire en particulier.

BOISSONS ALCOOLIQUES.

Toute boisson alcoolique, prise en petite quantité, excite les filets nerveux sensitifs du goût et ceux de la muqueuse gastrique, elle rend, par conséquent, les sens externes plus aigus, les idées plus promptes, l'imagination plus vive. Les muscles soumis à la volonté acquièrent plus d'énergie et leurs mouvements, sous l'action excitante de la substance spiritueuse, sont plus faciles. Les battements du cœur deviennent plus fréquents et plus forts; la respiration plus accélérée, les sécrétions plus copieuses et toutes les fonctions, en un mot, sont élevées au-dessus du rhythme normal, sous l'action d'une boisson alcoolique quelconque sur les filets nerveux céphalo-rachidiens du goût et de l'estomac.

Toute cette série de phénomènes énumérés n'est due qu'à l'excitation de ces nerfs et qu'au relâchement des filets nerveux du système opposé, qui laisse pénétrer une quantité notable de sang dans les vaisseaux capillaires ; la chaleur de ces vaisseaux augmente, elle parcourt tout le corps et retentit par expansion de l'estomac à l'organisme entier.

Cet état cependant ne dure que pendant que l'action

de la boisson alcoolique n'agit que sur les filets nerveux sensitifs superficiels du tube digestif, mais aussitôt que l'excitation passe plus profondément et attaque les filets nerveux ganglionnaires, et si la dose de l'alcool ingérée devient de plus en plus considérable, ou bien, s'il existe enfin chez l'individu une prédisposition particulière ou des conditions capables de faire ressentir vivement cette action alcoolique au système nerveux ganglionnaire, alors l'excitation de ces nerfs acquiert les degrés de l'exaltation, et un état opposé au précédent commence à avoir lieu dans les phénomènes de l'organisme.

Par la surexcitation des filets nerveux ganglionnaires tous les vaisseaux sanguins capillaires et tout le système vasculaire se contractent, se resserrent ; les nerfs des sens, au contraire, se relâchent, s'engourdissent, se paralysent plus ou moins. Les sens externes, d'aigus qu'ils étaient au commencement, deviennent obtus, l'imagination déréglée, confuse, et l'individu passe de l'excitation générale et de la gaieté, à l'engourdissement, à la somnolence, à la paralysie, à l'apathie et même à la stupeur. La circulation du sang se ralentit; le pouls, malgré sa fréquence, est petit, concentré et quelquefois imperceptible; la peau pâle ou violacée; sa température est basse, elle est couverte de sueurs froides (par le resserrement spasmodique des capillaires); la respiration oppressée ou trop lente, la digestion dérangée ou suspendue et accompagnée de vomissements; enfin il vient le délire, le coma et l'individu tombe presque inanimé s'il continue à boire encore.

Nous avons vu qu'une alimentation convenable et une nourriture proportionnée aux exigences de la machine vivante et des forces digestives de l'estomac, produit une excitation, une stimulation normale aux filets nerveux sensitifs du goût et de l'estomac; que cette excitation suscite, dans les organes digestifs, la sécrétion d'une quantité de liquides déterminée pour désagréger, laver et dissoudre les aliments ingérés; ces liquides sont, avons-nous dit, les uns alcalins, tels que : la salive, le suc pancréatique, la bile, les autres acides : le suc gastrique et d'autres humeurs qui renferment certains ferments solubles et des substances organiques phosphorées et phosphatées qui ont le pouvoir de désagréger, de métamorphoser certaines matières et les rendre solubles et absorbables (Sandras). Aussi avons-nous vu que, par l'ensemble régulier des deux mouvements des nerfs, la nutrition s'opère normalement et que l'échange des matières s'effectue dans toutes les conditions d'équilibre et d'harmonie, et que de cette manière les forces de la vie ne peuvent que se trouver dans l'état le plus satisfaisant.

Puis nous avons étudié l'état d'excitation forte, l'état d'exaltation des nerfs de l'estomac par la quantité et la qualité des aliments et des boissons ingérées et l'état d'aberration, pour ainsi dire, des mouvements de ces nerfs, non pour digérer mais pour se débarrasser plutôt des matières devenues inassimilables, hétérogènes, altérées, par conséquent, et auxquelles se sont réunies, à cause de l'exaltation des nerfs et des glandes de l'estomac, non pas la quantité normale et habituelle des liquides de l'organisme : salive, suc pancréatique, bile, etc., mais des torrents de liquides mal élaborés et qui n'ont plus l'efficacité de dissoudre les matières contenues dans cet organe et qui, par leur stagnation, ont été altérées au point de donner, au lieu d'un chyme nourrissant, un liquide corrompu, et qui finit par altérer et corrompre le sang lui-même pour peu que cet état de vie continue pour quelque temps.

Nous avons dit quelques mots sur l'action des boissons alcooliques et sur les effets de l'action de ces agents, maintenant il ne nous reste à examiner que les effets de l'abstinence et des agents qui, par leur défaut ou par leur action immédiate, au lieu d'exciter les nerfs sensitifs, dépriment, au contraire, et rabaissent leur activité.

CHAPITRE VII

DÉFAUT D'EXCITATION, DÉPRESSIONS.

L'action directe du défaut de nourriture, de l'obscurité, de l'humidité, du froid, des pertes de sang, des pertes séminales, soit involontaires, soit par le coït ou la masturbation, est de relâcher, d'engourdir, de paralyser plus ou moins les nerfs sensitifs céphalo-rachidiens; engourdissement ou paralysie qui a comme conséquence immédiate, ainsi que nous venons de le dire, l'excitation et même l'exaltation des nerfs ganglionnaires, la contraction et le resserrement, par conséquent, des vaisseaux sanguins capillaires et du système musculaire, le ralentissement de la circulation capillaire du sang, la sensibilité au froid, et de produire l'abattement général, l'ennui, la tristesse, la somnolence, une petite céphalalgie de fatigue, une pâleur plus ou moins prononcée, des frissons, un tremblement dû à la contraction des muscles, une faiblesse et une lenteur dans les mouvements du corps, le désir du repos, la soif, la faim, la petitesse et la faiblesse du pouls, et si l'action de ces agents se prolonge, la douleur, l'engourdissement général, la paralysie des mouvements, la syncope et la mort.

Toute cette série de phénomènes par défaut des excitants naturels : nourriture, chaleur, lumière, pertes de sang, etc., dont le défaut, plus ou moins prolongé, constitue la série des phénomènes que nous venons d'énumérer, rabaisse les forces de la vie parce que la machine vivante continue de dépenser sans recevoir les matériaux nécessaires pour entretenir ses forces.

Un homme, avons-nous dit, dans l'état de parfaite santé et qui n'a ni croissance ni décrépitude, doit rendre toujours en vapeur d'eau par les poumons, en vapeur d'eau par la peau, en eau, urée et divers sels par les urines et en matières fécales 2,630 grammes dans l'espace de 24 heures ; or, s'il ne reçoit pas par la nourriture et les boissons, par la respiration des poumons et de la peau, la quantité des matériaux qu'il dépense, il fait faillite; les forces de son organisme diminuent, puis cessent, et la vie s'éteint.

Ainsi, toute cause qui diminuerait, rabaisserait l'activité des nerfs sensitifs, les nerfs du système céphalo-rachidien, produirait les phénomènes cités; toute augmentation, au contraire, dans l'action de ces nerfs, produirait un état d'exaltation dans les actions intimes chimiques des organes ou d'un organe quelconque, exaltation dont les degrés d'intensité sont toujours en raison du degré de la sensibilité des nerfs de l'organe ou du tissu, de la quantité et de la qualité du sang qui y afflue.

Toute exaltation donc dans l'action des nerfs d'un tissu ou d'un organe, produit un état d'exaltation (irritation, inflammation, phlogose des auteurs) dans les fonctions qui en dépendent et, par conséquent, l'exaltation générale de l'organisme et des dépenses ou plutôt des pertes matérielles considérables.

CHAPITRE VIII

ÉQUILIBRE DES FORCES DE LA VIE.

La diminution, l'abaissement de l'action des nerfs sensitifs, s'il n'est pas prolongé, revient à son état d'équilibre, tant par la transmission de l'excitation du système nerveux antagoniste, que par l'action des excitants ordinaires : air pur, chaleur, grande lumière du soleil, bonne et saine nourriture, tranquillité et contentement dans le moral, etc., qui, par leur action immédiate, provoquent l'action de ces nerfs et poussent, pour ainsi dire, les forces de la vie à l'équilibre, à l'harmonie; mais si la diminution de cette action et l'abaissement des forces se prolongent et dépassent certaines limites, les forces de la vie diminuent peu à peu, se rabaissent, elles s'éteignent, et la mort arrive.

De même l'augmentation de l'action des nerfs, ne dépassant pas certaines limites, revient à son état normal, à son rhythme habituel, tant par la suspension de la cause qui entretenait cette réaction de la part des tissus, que par l'action elle-même des nerfs du système opposé et de celle des organes sains sur les nerfs du tissu ou de l'organe affecté et dont l'action avait été augmentée.

Un seul organe, une partie d'un tissu quelconque ressent les impressions des autres et leur transmet, par ce mécanisme des deux systèmes de nerfs, immédiatement les siennes.

Un tissu quelconque dont l'activité a été augmentée ou diminuée, est sollicité par les mouvements antagonistes des nerfs, à revenir à son type normal, à l'équilibre; car l'action moyenne des deux systèmes de nerfs est nécessaire pour entretenir la santé, la vie normale.

La nutrition générale, par exemple, pour réparer avec une certaine régularité nos pertes, doit s'opérer avec une certaine lenteur, avec une certaine tranquillité de l'esprit, de même que la dépense ou dénutrition doit se maintenir au même niveau que la nutrition; et la recette avec la dépense doivent se trouver dans un état plus ou moins parallèle; nous disons plus ou moins, attendu que :

Dans l'enfance, âge où l'individu doit s'accroître, l'assimilation, c'est-à-dire, la recette prévaut jusqu'à certaines limites, à son antagoniste, la désassimilation qui est la dépense.

Dans l'âge viril, il y a égalité et parfait équilibre dans ces deux actes de recettes et de dépenses.

Dans la vieillesse, au contraire, la désassimilation, c'est-à-dire, la dépense prend le dessus, tant par l'usure des organes et des forces que par les pertes des diverses humeurs de l'organisme, de sorte que l'individu va en décroissant.

CHAPITRE IX

CAUSES ET CONDITIONS DES MALADIES.

Dans la suraction des nerfs sensitifs (système céphalo-rachidien), soit par des excès de table et de boissons, soit par des abus de toutes sortes, soit encore par des désirs immodérés et des excitations érotiques, les forces de la vie s'usent et s'épuisent graduellement, si l'action antagoniste des nerfs ganglionnaires ne peut plus rétablir l'harmonie ; tandis que dans la subaction, le rabaissement de l'action de ces mêmes nerfs, occasionné par manque de nourriture et les privations de toute sorte, par des passions tristes et des souffrances morales, par une mauvaise habitation, sans soleil et humide, un air confiné et vicié, une lactation prolongée, par des pertes de sperme, par l'abus du coït, la masturbation et les pertes en un mot de toute sorte, la vie s'éteint par degré.

Ces deux états, de suraction et de subaction, sont les deux éléments pathogéniques, les éléments de toute perte d'équilibre, de toute modification dans les caractères chimiques du sang de l'homme, de toute altération de tissu, de tout changement d'action dans les jeux des ressorts et les fonctions des organes du corps de l'homme.

Ces deux états d'action opposée l'une à l'autre, ne dépassant pas certaines limites et se trouvant toujours dans les bornes de l'équilibre établi par l'état des forces de l'individu, constituent le bien-être, la santé ;

leur exagération, au contraire, ou leur prolongation exagérée fait naître des conditions d'existence nouvelles, soit dans les tissus, soit dans les liquides de l'organisme; conditions qui produisent, à leur tour, des liquides ou des solides étrangers à l'organisme et inassimilables et qui, faisant suspendre ou altérant la régularité de la nutrition ainsi que celle de la dénutrition, toujours plus facile à s'opérer, rendent la formation du sang vicieuse et incomplète; et le sang altéré et malade devient impropre à exciter, à entretenir convenablement le système nerveux céphalo-rachidien; ainsi les fonctions commencent à être irrégulières et alors apparaissent tous ces désordres et ces symptômes que l'on voit dans les chloroses et les anémies qui détériorent et minent l'organisme et qui le prédisposent à toute maladie et à la fin à sa perte.

Le sang, avons-nous dit, est une liqueur qui contient, à l'état fluide, tous les matériaux qui composent nos tissus; il est une chair qui coule dans la profondeur et dans l'épaisseur de nos tissus et qui, en se combinant, moyennant les divers mouvements des nerfs ganglionnaires, avec les tissus, en assure l'existence et la vie.

Les tissus de l'organisme vivant forment la qualité du sang qui les pénètre et ces tissus en sont formés; altérés ou malades, le sang ne peut que s'altérer, soit dans ses qualités soit dans sa quantité; si les tissus sont sains le sang qui les excite et les nourrit ne peut être que sain.

En somme, tout ce qui peut jeter la perturbation dans les actes nutritifs, par exemple, et nous mettons en premier lieu les mauvaises conditions de vie physiques, telles que l'agglomération des hommes et des animaux dans les villes populeuses, les exhalaisons qui s'échappent de toutes les matières organiques en voie de décomposition, l'acide carbonique que rejettent les poumons et la peau des hommes et des animaux et les foyers domestiques, ceux des égouts, etc., l'absence d'insolation, l'humidité, le froid continu, les vêtements insuffisants, etc.

En second lieu viennent les mauvaises conditions de vie morales ou psychiques, telles que : les chagrins prolongés, les tourments d'ambition, les soucis, les angoisses de la pauvreté et des privations, les terreurs de la superstition, les travaux intellectuels excessifs, etc.

Nous devons encore ajouter toute cause qui porte atteinte à la nutrition générale en épuisant l'organisme par des pertes abondantes soit de puissance nerveuse par des excès sans mesure avec les femmes, soit de pertes de sperme et de fluide nerveux par la masturbation.

Toutes ces causes énumérées, en épuisant les forces de la vie, détruisent l'organisme vivant, si surtout à toutes ces causes éventuelles et contingentes il existe des causes primordiales et intimes, telles que : la faiblesse originelle de la constitution héréditaire, la prédisposition acquise par une mauvaise lactation ou par des conditions d'un climat rigoureux, d'un sol insalubre, ou d'une alimentation mauvaise.

CHAPITRE X

ÉCHANGE DE MATIÈRES, RECETTES ET DÉPENSES.

Chaque homme, tout individu est gouverné, avons-nous dit, dans les dépenses et les recettes journalières de son corps, par l'action d'une force régulatrice que nous appelons la vie. La balance de ces dépenses : en larmes, crachats, sueurs, urines, évacuations alvines, expiration, perspiration, etc., et de ces recettes : en aliments, boissons, respiration, etc., est tenue par cette force primitive, la vie de chaque individu; force qui règle tout dans l'homme et qui ne peut endurer des dépenses ni des recettes en excès, soit physiques soit morales, sans que la machine vivante subisse les conséquences de certains désordres plus ou moins graves.

Subordonnée à la constitution du climat et du sol où l'homme vit, à l'âge, au sexe et aux habitudes de l'individu, cette force rehausse la capacité des organes et des tissus, la maintient dans un juste équilibre ou la rabaisse et même la détruit complètement, selon l'usage que l'individu en ferait.

Tout homme, par exemple, qui, par une nourriture malsaine, insuffisante ou excessive (ce qui revient au même), n'aurait pour recette journalière que 10 et qui par suite des sueurs abondantes, des évacuations et des pertes de toute sorte, manque de repos et de sommeil, travaux excessifs, fatigues physiques ou morales, souffrances, etc., dépenserait 15, cet homme perdrait, dans un très-court espace de temps, les capitaux et par conséquent les forces de son organisme; l'équilibre des fonctions de ses organes sera rompu, la nutrition ne pouvant plus s'accomplir convenablement, la digestion, la circulation du sang, la respiration seraient plus ou moins altérées, et l'harmonie des mouvements des deux systèmes de nerfs, ne pouvant plus avoir lieu dans des conditions pareilles, la santé ne saurait plus subsister.

Il ne faut pourtant pas oublier que l'excitation plus ou moins prolongée et plus ou moins intense, soit du système nerveux ganglionnaire, soit du céphalo-rachidien, dépendent toujours d'une disposition particulière des centres nerveux; disposition qui a son point de départ, soit dans une habitude héréditaire et congénitale, soit dans celle qui vient après par la lactation, le climat, la position du sol, l'éducation, les dispositions psychiques, etc.; disposition qui imprime à l'organisme un cachet particulier par lequel on peut parfaitement distinguer ce que nous appelons l'état constitutionnel de l'individu : crase, idiosyncrasie, prédisposition des auteurs.

Nous avons vu que l'harmonie, l'équilibre entre les mouvements de ces deux systèmes de nerfs est toujours manifesté par une nutrition franche, régulière et facile; par le déploiement régulier des recettes et des dépenses et de tous les actes de la vie, ainsi que par le bien-être visible dans tous les traits de la physionomie de l'individu; tandis que la prédominance de l'un de ces deux systèmes sur l'autre, déployée par l'intensité ou l'étendue plus ou moins grande des mouvements de l'un sur l'autre, est caractérisée par une irrégularité dans les fonctions essentielles à la vie, par un retard dans l'exercice et le déploiement des forces organiques, par une nutrition lente, pénible, par des digestions mal élaborées et plus ou moins irrégulières, déréglées et qui se réfléchissent dans tous les traits de la physionomie de l'individu, par un air de pauvreté organique et de souffrance latente.

Nous avons vu encore par quel mécanisme des mouvements des deux systèmes de nerfs, les excès de toute sorte, au lieu de stimuler, d'exciter simplement, surexcitent au contraire, exaltent les mouvements des filets nerveux; exaltation qui suraugmente les fonctions des organes, use par degrés les forces de la vie et les ruine par les fortes dépenses que cette exaltation impose aux actions de l'organisme entier.

Nous avons brièvement décrit comment les abus soit dans l'alimentation soit dans les boissons alcooliques, surtout dans les climats chauds où les poumons, n'ayant pas besoin de développer une grande chaleur comme dans les climats froids, l'estomac, le foie et les intestins deviennent des centres de congestions et d'irritations, au point de compromettre l'état de ces organes surtout dans la saison des grandes chaleurs; et comment les forces de la vie, une fois compromises, usées, détériorées par des pertes continuelles et ne pouvant plus opposer la moindre résistance aux influences du dehors, la moindre maladie peut déployer une malignité extraordinaire et la vie de l'individu être compromise même par une simple fièvre.

Nous savons déjà par quel mécanisme des nerfs, le défaut de nourriture, l'obscurité, l'humidité, les pertes de sang, celles du sperme et du fluide nerveux rabaissent directement et compriment les forces de la vie et poussent l'organisme à sa ruine.

Or, de tout ce qu'il vient d'être dit on peut parfaitement comprendre, que toute cause qui rabaisse les forces de la vie, produit des troubles plus ou moins graves dans la respiration et la formation du sang et que le défaut de nutrition, provenant soit d'une mauvaise digestion à la formation du sang, soit de la formation vicieuse du sang à la nutrition, peut accroître, diminuer, troubler ou suspendre simultanément ou successivement, les diverses fonctions de l'organisme et ainsi amener des dyspepsies, des gastrodynies, des maux d'estomac, la chlorose, la chloro-anémie, le lymphatisme, les scrofules, les tubercules, les cancers, etc., etc.

L'action du soleil est incontestablement importante sur les végétaux comme sur les animaux; l'absence des rayons solaires produit une humidité moisie, corrompue et celle-ci l'étiolement, la pauvreté et la corruption du sang et celle de l'organisme entier.

L'air confiné et vicié exerce une action malsaine sur l'organisme moyennant les organes de la respiration; mais c'est par les nerfs sensitifs de la peau et des sens que le manque de soleil produit ses effets fâcheux, surtout si une alimentation convenable et abondante ne vient pas compenser les pertes de l'organisme.

Les pertes abondantes et répétées, avons-nous dit, par des exercices excessifs, par la masturbation et les excès vénériens où ces pertes sont doubles : pertes du sperme, liquide qui occupe le degré le plus élevé dans les produits des sécrétions de l'homme, et perte d'une grande quantité de fluide nerveux sortant de tous les centres nerveux par le spasme cynique et par l'ébranlement dans lequel se trouve dans ce moment l'organisme, ne peuvent qu'altérer lentement l'économie animale, et rabaisser le niveau général des forces de la vie, surtout dans un corps pauvre, affaibli, et particulièrement dans les pays chauds et humides où la peau et tous les nerfs des sens, pendant les grandes chaleurs de l'été, se trouvent dans un relâchement complet et ne peuvent pas se niveler et se mettre en équilibre à cause de l'humidité accablante qui accompagne les fraîcheurs du soir et du matin.

CHAPITRE XI

DE LA CHALEUR.

La chaleur, en pénétrant tous les corps les dilate; cela est vrai dans les corps inorganiques, mais nous savons déjà que la chaleur, sous l'action de la vie, ne peut pénétrer dans l'organisme vivant que par les nerfs céphalo-rachidiens, les filets nerveux du tact qui, comme autant de sentinelles recouvrent, moyennant la peau, tous les tissus du corps et tous les organes de nos sens; là, élaborée, elle pénètre, après avoir été assimilée, et la partie de chaleur dont l'organisme n'a pas besoin, est éliminée par le resserrement des filets nerveux ganglionnaires, ces autres gardiens des vaisseaux sanguins. C'est de la même manière qu'agit la membrane choroïde de l'œil à l'action de la lumière.

Nous avons vu plus haut que le principe de la vie

entretient, particulièrement aux animaux supérieurs et à l'homme, une température qui leur est propre et plus élevée que celle du milieu ambiant où l'animal et l'homme vivent et sur laquelle la chaleur de ce milieu ne peut rien, attendu qu'elle est toujours modifiée, augmentée ou diminuée par les mouvements des deux systèmes de nerfs : exemple, le frisson d'un fébricitant au milieu de la plus grande chaleur et la chaleur d'un fiévreux au milieu d'un froid glacial.

Il n'est personne, par exemple, qui n'ait senti, pendant les chaleurs de l'été, ses mains et ses pieds se gonfler et personne ne peut douter que la chaleur ne soit pas un agent excitant de même que l'électricité, la lumière et le son, etc. Le système que la chaleur attaque le premier, ce sont les filets nerveux du tact; système de nerfs qui couvre la peau et qui n'est en effet que l'expression des filets nerveux céphalo-rachidiens, et un tissu composé en grande partie de ces nerfs.

Nous savons déjà qu'une fois ces nerfs excités par la chaleur, les filets nerveux ganglionnaires, qui gardent les mouvements des vaisseaux sanguins capillaires de la périphérie du corps, se relâchent, ces vaisseaux se dilatent et sont à l'instant gorgés de sang, ils sont tuméfiés, par conséquent une espèce de gonflement a lieu dans toute la périphérie du corps, et particulièrement aux mains et aux pieds; gonflement qui se maintient et se propage dans toutes les parties de l'organisme et s'accroît surtout si l'on veut se donner du mouvement. Mais d'un autre côté, l'excitation des filets nerveux céphalo-rachidiens se propage et se transmet, peu à peu et par expansion, aux filets nerveux ganglionnaires, dans la profondeur de tous les tissus. Aussitôt que l'excitation est transmise à ces filets (car autant les nerfs des sens et particulièrement ceux de la peau sont susceptibles d'être impressionnés, excités facilement par les agents extérieurs, autant les nerfs ganglionnaires acquièrent la même susceptibilité d'être impressionnés, excités dans la profondeur des tissus), les filets nerveux de ce système se resserrent plus ou moins et par ce resserrement il s'y établit une exhalation abondante (sueurs) vers la périphérie du corps et surtout vers la peau dont les pores, ainsi que les filets nerveux du tact, commencent à se relâcher et même à se paralyser; d'où la pesanteur de tête, la disposition au sommeil, etc., pendant les chaleurs de l'été.

DU FROID

Le froid, au contraire, en engourdissant par son action immédiate les filets nerveux sensitifs de la peau, les paralyse plus ou moins, d'où les filets nerveux ganglionnaires sont excités, contractés et les vaisseaux sanguins capillaires de la peau et tous ceux des tissus sous-jacents resserrés chassent le sang vers les profondeurs des tissus de l'organisme; ce resserrement devient tellement sensible que les anneaux que nous portons aux doigts nous tombent, devenus plus larges.

Sèche, durcie et crispée par le froid et la pression atmosphérique, la peau comprime elle-même les parties sous-jacentes et partout refoule le sang dans la profondeur des tissus, des poumons et du cœur. S'il est assez fort pour s'en débarrasser, le cœur peut rétablir peu à peu la chaleur en poussant le sang vers la périphérie du corps, mais si le froid a pu envahir les vaisseaux capillaires mêmes de cet organe, la mort est inévitable.

DE L'HUMIDITÉ

La même série de phénomènes a lieu par l'action de l'humidité, avec la différence que les endroits confinés, mal aérés, sans soleil et humides poursuivent leur travail de rabaissement, d'étiolement et de destruction des forces organiques, non-seulement dans les actions des nerfs des sens, mais encore dans celles des filets du système nerveux ganglionnaire, et cela beaucoup trop lentement pour qu'on puisse le remarquer.

Dans les pays méridionaux et particulièrement dans certains climats chauds qui, par une position trop basse de leur sol, par les vents qui soufflent, outre la chaleur, se trouvent aussi en une position géographique par laquelle ces pays ne peuvent pas avoir des limites intermédiaires ou du moins franches entre les successions des saisons; l'état barométrique constitué dans ces pays entretient de telles différences dans l'état barométrique du corps lui-même de chaque individu qui habite ces climats, que l'état des filets nerveux sensitifs de la peau de chacun, pressés par ces variations mixtes, par ces transitions subites du grand chaud au frais piquant et plus d'une fois au froid, du chaud sec au chaud humide, de l'humide désespérant à la splendeur éclatante d'un soleil ardent d'où encore on est obligé de fuir, pour aller se renfermer dans une maison ou dans un bouge où le soleil ne voit pas du tout, où l'air, ne pouvant pas librement circuler, tout devient vicié; les nerfs sensitifs de toute la périphérie du corps se tiennent dans un état qui n'est ni celui d'une excitation normale, franche et régulière, ni celui d'une subaction physiologique; il est au contraire, un état plutôt d'aberration prolongée dans les filets nerveux de tous les deux systèmes et particulièrement dans ceux de la peau des yeux, des poumons, de l'estomac et des intestins.

C'est cette action bâtarde des filets nerveux qui devient la cause principale des fluxions et de la surexcitation des membranes qui tapissent les yeux, les bronches des poumons ou les membranes gastro-entériques; irritations et fluxions latentes, chroniques, qui peu à peu se transforment, selon la prédisposition de l'individu, en un état catarrhal des yeux ou de la membrane muqueuse de l'estomac, accompagné de celui de la membrane des voies respiratoires; ou bien, le catarrhe prend racine dans celle-ci suivi du catarrhe gastrique; catarrhes qui participent à la fois du flux et des phlegmasies et qui conduisent l'organisme, appauvri dans chacune de ses parties intégrantes, à la destruction des forces de la vie, avec alanguissement général des fonctions; et c'est alors que l'on voit apparaître ces maladies des yeux compliquées et interminables; que l'on voit surgir dans l'organisme des produits hétérogènes, tels que : scrofules, tubercules, cancers, etc., comme l'on voit naître les parasites sur les troncs des arbres caducs.

CHAPITRE XII

APPAUVRISSEMENT ET CADUCITÉ DES FORCES DE LA VIE CHEZ LES HABITANTS DES GRANDES VILLES.

C'est dans les grandes villes, dans les villes populeuses que l'on peut parfaitement voir les échantillons de ces figures pâles, hâves, étiolées et desquelles tout aspect de santé et de jeunesse a disparu avec la vigueur des mouvements de leurs corps; on peut voir, disons-nous, et constater les progrès de la corruption physique et de la dégénération.

Toutes les grandes villes, malheureusement pour l'humanité, sont en général peuplées de ces figures minces de jeunes gens, hommes, femmes et filles, chez lesquels les privations ou les excès de toute sorte; ou bien par une imagination outre mesure exaltée, il se développe chez l'un et l'autre sexe des désirs précoces et interminables qui pervertissent toute action organique, qui détériorent et épuisent toutes les forces de leur vie.

L'on pourrait m'objecter que bien des habitants des grandes villes jouissent d'une bonne santé et que beaucoup ont une longévité digne d'exemple; mais pour peu qu'on réfléchisse, l'on peut se persuader que malgré cette longévité tous portent plus ou moins à leurs traits et à leurs physionomies la cachexie et la souffrance, quoique leur vie n'ait été qu'une vie régulière et exempte d'abus ruineux.

« Toute agglomération considérable d'êtres vivants,

« dit le Dr Bourguignon[1], produit des émanations « organiques nuisibles à leur santé... Dans les villes « populeuses l'agglomération des hommes et des ani- « maux, les exhalaisons qui s'échappent de toutes les « matières organiques en voie de décomposition, l'a- « cide carbonique que rejettent l'appareil respiratoire « et les foyers domestiques, les gaz d'éclairage, ceux « des égouts, des cuisines, affectent quand même et « à son insu chaque habitant. La construction mal « entendue des maisons, l'exiguïté des appartements « et des magasins, leur obscurité relative, même au « milieu du jour, les obstacles apportés à l'action « vivifiante des rayons solaires, à la ventilation, l'ac- « cumulation d'un trop grand nombre d'individus « dans des chambres et des dortoirs, ainsi que nous « le voyons dans les hôpitaux, dans les lycées, dans « les casernes, tout concourt à condamner l'habitant « des grandes cités à vivre au milieu d'un air insuf- « fisamment oxygéné qui cause infailliblement l'é- « tiolement, puis la maladie et la mort des plantes; « qui vicie le sang, atonise le système nerveux et la « fibre musculaire.

« Telles sont les principales causes qui, incessam- « ment et quoi qu'on fasse, troublent le libre exercice « des plus importantes fonctions organiques ; mais il « faut également tenir compte du libre champ que la « population des grands centres donne à ses passions, « à ses vices, à sa débauche en raison de la liberté et « de l'imprévu des rapports individuels. »

« En un mot, quel que soit son âge, sa constitution « première, sa condition de fortune, sa position, l'ha-

1. Cité par le Dr Raoul Le Roy.

« bitant des grandes villes est généralement soumis à « un ensemble de causes qui fatalement le maintien- « nent au-dessous de la loi physiologique de la santé « et le prédisposent à diverses maladies. »

« Je reste à dessein dans les grandes généralités; « car si je soulevais le voile qui couvre de son mys- « tère certaines existences, si j'appréciais jour par « jour, heure par heure les conditions dans lesquelles « vivent les classes privées d'instruction, d'éducation « et quelquefois de pain; si j'analysais les qualités de « l'air qu'elles respirent dans leurs quartiers, dans « leurs rues, dans leurs bouges, je ne devrais plus « présenter la malaria urbana comme une simple « prédisposition au trouble de la santé, mais comme « une intoxication permanente homicide qui réduit « la moyenne de la vie à des proportions d'une infé- « riorité désolante. »

Et combien hélas! ne voit-on pas chaque jour de ces hommes, qui des plaisirs de la santé et de la vie n'ont pu connaître que les maux et qui en sont plus d'une fois deshérités, soit par l'état d'une mauvaise constitution héritée ou acquise par les privations ou par l'éducation! combien n'en voit-on pas qui, à leur plus bel âge, des plaisirs de l'amour ne peuvent plus jouir, soit pour cause d'une précipitation coupable, soit par des excès de pertes... et qui, au commencement même de leur vie, ne portent pas le cachet d'une complète insensibilité!

Et ne sommes-nous pas tous plus ou moins condamnés à porter, dans la civilisation actuelle, l'empreinte héréditaire, congénitale ou acquise de telle ou telle prédisposition, de telle ou telle propension morale, de telle ou telle idiosyncrasie; états qui caractérisent une sorte de disposition soi-disant plus ou moins normale, dans l'exercice des fonctions de tel ou tel organe et dans le déploiement et le développement des forces de notre vie ?

Et si l'on ne prenait pas certaines mesures hygiéniques pour tout ce qui se rapporte à la famille et particulièrement aux enfants, où arriveraient les populations des grandes villes et leur progéniture ?

DEUXIÈME PARTIE

MARIAGE, HÉRÉDITÉ.

DEUXIÈME PARTIE

MARIAGE, HÉRÉDITÉ

CHAPITRE I

MARIAGE

Le mariage est la grande porte par laquelle l'humanité entre dans les divers sentiers du devoir et de la vraie mission de l'homme ; c'est l'union intime de deux êtres plus ou moins diversement constitués, soit au physique soit au moral, dans le but d'unir leur vie morale et physique, d'identifier, pour ainsi dire, leur existence afin que les produits qui naîtraient de leur union, embrassent, en partie ou en tout, les qualités et les défauts de leurs père et mère.

Dans la vierge, les premières idées de l'amour donnent la grande impulsion au développement complet des organes de la génération et de ceux qui doivent servir d'auxiliaires à la procréation; organes qui, à leur tour, par une excitation régulière et normale mensuelle ou cataméniale, développent et amplifient plus ou moins les sens de l'amour.

La femme possède tous les organes, toutes les aptitudes pour être mère. Il est vrai qu'après son premier enfant, son sein perd de sa beauté et que certaines parties de son corps perdent la beauté de leurs formes; mais elle a son enfant qui, comme un trait-d'union, l'attache à son mari. C'est la loi de la nature; c'est la famille.

A la campagne, les femmes sont des machines à enfantement et à allaitement, comme les hommes sont eux-mêmes des machines à labourage. Là, point de cold-creams, point de lait virginal ni de faux cheveux; dans leurs accouplements, les campagnards ne pensent qu'aux enfants qu'ils feraient pour être secondés dans leurs travaux pénibles; à défaut de sensualité et de finesse amoureuse, leurs femmes sont saines et leurs enfants robustes, tandis que dans nos villes, la civilisation actuelle a fait et continue de faire le contraire de la nature.

Selon nos mœurs actuelles, les enfants faits pour vivre, courir et se développer au grand air et sous les rayons bienfaisants du soleil, dans les jardins et les prés où abondent la verdure et la vie, à leur plus bel âge, à l'âge de leur développement, sont envoyés à l'école, et quelles écoles, mon Dieu! Salles basses, humides et sans soleil, et dans quelques-unes d'entre elles, croupissent cependant cinquante ou soixante enfants, quand dix pourraient à peine y respirer. Deux heures suffisent pour que l'air de ces salles soit vicié, infecté, irrespirable, et non-seulement par les conditions dont nous venons de faire sans exagération l'esquisse, c'est-à-dire, par l'encombrement, l'agglomération, mais encore par l'état constitutif différent de chacune de ces créatures : état de constitution maladive héritée, état de maladie congénitale ou acquise, état d'étiolement par défaut du nécessaire de quelques-unes d'entre elles dans leurs maisons paternelles.

Dans de telles conditions de vie, la constitution d'un enfant eût-elle été des meilleures, l'état des écoles et des classes, dans les villes populeuses et les grands centres, ne pourrait que modifier, qu'altérer la constitution de cette frêle créature, même étant forte et robuste, et vicier l'action des mouvements des deux systèmes de nerfs de leurs corps, en troubler l'équilibre et faire naître une aberration dans les fonctions des organes et des tissus : causes qui produiraient, sans doute, des dérangements et des maladies.

Les filles, on les verrouille dans les maisons ou on les renferme dans les pensionnats; oisives, pâles et presque toujours affaiblies ou souffrantes, elles se corrompent déjà elles-mêmes par l'oisiveté ; elles finissent par flétrir leur fraîcheur et leur santé par le manque du grand air et du mouvement. Les têtes de ces enfants commencent-elles à peine à être un peu excitées par certaines idées... et elles se forment déjà des romans et les dortoirs des pensionnats y portent leur contingent... Les organes génitaux de ces pauvres filles, appauvries déjà par le genre de vie qu'elles mènent, surexcités, exaltés et dans un orgasme continuel par les idées dont leurs têtes sont les centres, poursuivent leurs cours de développement précoce au détriment de l'organisme entier ; c'est alors que la formation du sang perd sa régularité et les pâles couleurs, la chlorose, les chloro-anémies, les mauvaises digestions et l'irrégularité dans la nutrition, la suspension ou l'irrégularité des menstrues, les douleurs aux ovaires et à la matrice, les flueurs blanches, etc., etc., apparaissent comme tristes résultats des idées qui les occupent, de l'exaltation utérine qui en est une conséquence et de l'étiolement que le manque d'air et de mouvement doit indubitablement produire.

Tout d'un coup on retire ces enfants, étiolées déjà, de ces malheureux lieux; elles ne savent rien, leurs têtes sont peuplées d'idées confuses; chacune a ses plans, mais elles désirent tout. Les parents ont à charge une demoiselle, ils veulent la marier pour s'en débarrasser et la marient d'après leur manière de voir.

Il s'agit presque toujours de leurs intérêts personnels, et ils la jettent plus d'une fois dans le lit d'un inconnu ou de quelqu'un de leur choix. Souvent, corrompu dès sa plus tendre jeunesse, vicié et quelquefois (si ce n'est pas toujours) souffrant, le jeune homme, pour satisfaire son amour-propre, sa vanité, sa cupidité ou celle de ses parents, unit son sort à celui d'une créature déjà étiolée; par son imprudence il jette à l'oubli toute prévoyance et toute considération de moralité, et il livre au malheur et à la souffrance les enfants qui en naîtraient, produits de cette malheureuse union.

« Il n'y a pas d'éleveur, dit le Dr Bouchut, quelle « que soit son ignorance, qui ne sache que le choix « des sujets destinés à l'accouplement est le prin- « cipe de la conservation et de l'amélioration des « races animales.

« Seul, intelligent et perfectible, au milieu de cette « belle nature si féconde d'enseignements, l'homme « semble ignorer pour lui que la loi est la même pour « tous les êtres vivants, et que sa race peut être aisé- « ment corrompue, viciée ou perdue par le mariage « avec un être immoral, difforme ou malade. Igno- « rance, légèreté ou intérêt, ambition ou vanité, peu « importe; mais il est certain qu'il ne prend aucun « souci de son alliance ni de sa postérité. Pour satis- « faire son amour-propre ou sa cupidité, il néglige « de faire pour sa famille et pour lui ce qu'il réalise « avec tant de soins dans l'accouplement des races « animales. »

En effet, l'homme par son intelligence a toujours réussi à rendre meilleurs les arbres et les fruits de son verger, les fleurs de son parterre et les races de ses animaux domestiques; mais il n'a pas encore voulu comprendre que si sa race est aujourd'hui arrivée à ce degré d'étiolement et de dégénération, la cause principale en est l'union par le mariage d'êtres affaiblis, étiolés, vicieux et difformes et qui portent dans leur sang les germes de telle ou telle maladie, de tel ou tel vice. Ces êtres une fois grandis et unis à leur tour par le mariage, produisent des germes, souches nouvelles de difformités et de maladies, de vertus ou de vices qui perpétuent et plus d'une fois exagèrent les difformités, les maladies et les vices dans leurs descendants.

Voilà le mariage, voilà la famille civilisée d'aujourd'hui.

Une pauvre fille à peine devient-elle mère que ses cheveux commencent à tomber, son sein et son corps à se flétrir; fatiguée, étiolée, elle voit son enfant comme un fardeau. Si elle veut le nourrir, elle n'a pas de lait dans ses mamelles et l'on trouve la première femme venue pour donner du lait à la pauvre créature!

C'est de cette manière que cette malheureuse vierge s'est mariée, c'est ainsi qu'elle a conçu le fruit de ses entrailles, c'est dans de telles conditions qu'elle a enfanté; mais est-ce ainsi que le lait vient aux mères?

Arrêtons-nous pour quelques instants pour voir ce qu'est partout la famille dans les classes ouvrières; descendons dans le gouffre où la masse du peuple vit dans toutes les grandes villes.

Les enfants des malheureux qui vivent d'un labeur presque toujours insuffisant, souffrent dès le ventre de leurs mères et reçoivent, même avant d'avoir vu le jour, les contre-coups des souffrances et des misères de leurs parents. Chaque souci, toute privation, toute fatigue, chaque maladie qu'endure la mère, se répercute fatalement et retentit dans les premiers tissus, les nerfs et les organes de la faible créature qui vagit dans son sein; et ce sont les plus heureux, ceux qui expirent avant de naître, victimes de ces premières atteintes de la misère et du malheur.

Les plus robustes d'entre eux et qui ont eu de leurs parents, pendant l'acte procréateur, la première impulsion un peu meilleure ou qui ont moins souffert de secousses dans le ventre de leurs mères, entrent dans la vie par la porte du malheur; ils naissent, la plus grande partie et le plus souvent, sur un grabat dur et infect ou sur de la paille humide et puante.

Combien de ces malheureuses créatures n'ont rencontré, en naissant, que le sein sec et tari de leurs mères épuisées par les fatigues, par la misère et la privation ou par la souffrance! Combien d'enfants qui sont nés avec des dispositions maladives et même avec des maladies chroniques qui leur sont inoculées par leurs parents!

Chaque pas que ces enfants font dans la vie est marqué par une privation ou par une souffrance; la faim les atteint la première; ils ont faim et le sein tari de leurs mères ne peut les nourrir; l'air vicié d'une habitation malsaine paralyse leurs poumons et engendre, dès leur plus tendre enfance, des dyspepsies terribles et des maladies intestinales.

On les voit, ces pauvres enfants, dans les rues de toutes les grandes villes, dans la poussière ou dans la boue, exposés au froid ou sous un soleil brûlant de l'été, des myriades de mouches sur les yeux, la tête et les pieds nus, la poitrine découverte et n'ayant pour tout vêtement qu'une mauvaise chemise à travers laquelle on aperçoit leur pauvre corps, et qui, pendant le froid des matinées de l'hiver, bleuissent et tremblent ou se rôtissent de chaud dans les chaleurs brûlantes de l'été.

Ensuite vient le vice du régime, qui est l'agent le plus pernicieux dans les basses classes des villes populeuses. C'est à la mauvaise qualité du régime que l'on doit attribuer l'air misérable et avorté des enfants que l'on voit dans les quartiers les plus peuplés des grands centres. On les y voit l'œil creux, le teint hâve et bouffi, le ventre gonflé d'obstructions, les extrémités maigres et la peau jaunâtre; ils ont l'air de lutter sans cesse contre la souffrance et la mort. Ajoutons à tout cela les maladies héritées de leurs parents : bronchites, dyspepsies, ophthalmies, etc., etc., dont les effets deviennent, dans les conditions de vie que nous venons de rapporter, funestes à ces pauvres petites créatures.

« De l'hérédité, dit le Dr Bouchut, dépend en « grande partie la constitution physique et morale « de l'enfance. C'est là qu'il faut chercher la cause « des difformités et de la faiblesse native, des altéra- « tions du sang et des humeurs, du lymphatisme et « des dartres, des maladies nerveuses, des tubercules, « de toutes les diathèses, enfin d'une mortalité excep- « tionnelle dans certaines familles qui ne peuvent « élever aucun de leurs enfants. »

Tout le monde sait aujourd'hui plus ou moins quelque chose sur l'hérédité de certaines maladies : phthisie, par exemple, scrofules, hémorrhoïdes, épilepsie, folie, etc., mais on ignore les lois qui régissent l'hérédité et comment ces lois gouvernent l'humanité entière dans son existence intime.

CHAPITRE II

HÉRÉDITÉ

L'idée seule de l'amour, avons-nous dit, chez le jeune adolescent et la jeune fille, donne la grande impulsion de formation, de développement et de force, non-seulement aux organes de la génération des deux sexes, mais encore aux organes correspondants et qui doivent servir d'auxiliaires pour la procréation.

L'union par le mariage de deux êtres sains, bien

constitués, bons, aimants, affectueux et qui se sont unis par sympathie, par dévouement et par l'affection que l'un sentait pour l'autre, ce mariage, disons-nous, constitue l'acte qui touche au vrai bonheur de la famille et en même temps aux plus hautes considérations sociales, surtout si ces deux êtres vivent dans des conditions physiques aptes à entretenir en bon état leur santé, telles sont : le grand air, le bon régime, etc.; une vie enfin réglée et s'ils ne prennent de l'amour que ce qu'un homme sobre prend d'aliments pour son existence. L'objet principal de ce mariage est le bonheur et la prospérité des deux êtres unis et son but naturel et social, la progéniture et la bonne constitution avec la bonne éducation physique et morale des enfants qui en naîtraient.

L'union, selon les lois établies, d'un homme et d'une femme sains, bons, aimés, développe, ainsi que nous venons de le dire, et fortifie, non-seulement les organes de la génération et leurs annexes, mais encore en mettant en jeu, pendant l'acte procréateur, toutes les forces morales et physiques de ces deux êtres unis, surtout s'ils sont dans leur plein et entier développement, donne aux produits d'une pareille union une impulsion solide et un développement de constitution saine et forte tant aux corps qu'à l'intelligence de ces produits.

C'est dans ces conditions de bien-être et de bonheur que la sève de la femme heureuse fait abonder son sein de lait pour bien nourrir le fruit de son sang; fruit qui, durant sa vie embryonnaire et fœtale [1], n'a

1. L'embryon prend le nom de fœtus au quatrième mois de la grossesse.

eu des auteurs de ses jours que des conditions d'existence capables de favoriser la force du développement de ses organes et tissus.

C'est dans ces conditions de vie du père et de la mère, conditions qui ont eu pour premiers moteurs l'amour, l'idée de bonheur et de félicité, que l'enfant, embryon encore, acquiert les premières bases de solidité dans sa constitution, la première impulsion à l'équilibre de toute fonction et à une santé solide et permanente, surtout, et notons-le bien, si ce fruit a été conçu lorsque les organes génitaux du père et de la mère ont eu le temps d'acquérir leur développement plein et entier et étaient aptes pour les fonctions de la génération.

I

Mouvements des nerfs dans l'acte de la génération.

La vue seule d'une femme aimée, désirée, excite les nerfs des sens (nerfs céphalo-rachidiens), et produit dans les sentiments intérieurs de l'homme une excitation tellement forte qu'elle retentit immédiatement aux organes les plus sensibles du corps de l'homme et de la femme : aux organes génitaux.

La surexcitation des nerfs des sens, avons-nous dit, relâche, paralyse l'action des nerfs ganglionnaires ; ces nerfs paralysés, les vaisseaux sanguins capillaires qui sont sous leur dépendance immédiate, se relâchent, se dilatent, se paralysent plus ou moins et le sang y afflue, par conséquent, en abondance, particulièrement aux organes de la génération dont les nerfs sensitifs dépendent immédiatement du cerveau et de la moelle rachidienne. Les vaisseaux capillaires de la verge, gorgés et pleins de sang, de même que les organes génitaux de la femme, produisent l'érection complète de cet organe, érection qui se maintient jusqu'à ce que, le système nerveux des sens fatigué, épuisé, relâché et paralysé à son tour, tant par l'intensité de l'action de l'acte vénérien que par la perte excessive d'un fluide que nous appelons influx nerveux, le système des nerfs opposé, le ganglionnaire commence à se surexciter, à s'exalter à son tour.

A peine l'excitation de ce dernier système commence-t-elle à avoir lieu que les vaisseaux sanguins capillaires se resserrent et les diverses humeurs, constituant la semence et le sperme, sont secrétées dans leur réceptacle; la sensation voluptueuse commence et le sperme est jeté hors de la verge par le spasme de l'éjaculation.

L'acte de la copulation est terminé et le pénis, n'ayant plus, par le resserrement des capillaires, la quantité du sang et des humeurs qui le remplissait et le gorgeait, se relâche épuisé.

Mais pendant l'acte de la copulation et lorsque la femme, exaltée de l'excitation des nerfs de ses sens, attise par ses attraits, par la beauté de ses formes, par son abandon même et par sa position, les feux de l'homme qui, dans ces moments, la couvre du fluide nerveux qui sort de toutes les forces de son âme, qui s'exhale de tous ses sens, de tous les pores de son corps et qui, comme une atmosphère surchargée d'activité, environne toute l'existence de la femme, l'homme sain et fort, en enveloppant, en couvrant, pour ainsi dire, la femme de ce fluide nerveux, en imprègne tous ses sens, en imbibe tout son être et alors elle n'est plus seulement à lui, mais elle devient une partie de lui.

Une partie des forces de la vie, l'âme, en un mot, de l'homme, avec l'influx nerveux qu'il exhale de tout son être, pénètre par les pores tout le corps de la femme et va inoculer tout son sang; dans ces moments-là, leurs âmes se confondent et le sperme de l'homme, à la fin, imprégnant les organes générateurs de la femme, complètement passive pendant l'acte, finit par affecter tout à fait les humeurs de sa matrice, l'ovule et son sang lui-même.

C'est pendant l'accomplissement de cet acte que l'homme transmet, en plus ou en moins, à la femme et à ses enfants, une partie de son âme, une partie des forces de sa vie; sa santé ou ses maladies, ses penchants, ses passions, ses talents ou ses vices, les biens, en un mot, ou les maux de l'hérédité; nous disons en plus ou en moins parce que, de même que dans la vie générale de l'individu il s'opère incessamment un double mouvement opposé dont l'un compose la machine vivante moyennant la nutrition et l'autre la décompose par la dénutrition, de même il existe dans l'acte de la génération deux actions l'une opposée à l'autre et qui, par leur antagonisme, ainsi que nous allons le voir, diminuent et avec le temps détruisent et font disparaître complètement les effets vicieux et malsains de l'hérédité ou bien en augmentent et exagèrent l'intensité.

A l'hérédité qui est le principe du semblable, les forces de la vie opposent, moyennant le système des nerfs ganglionnaires de la mère, l'innéité qui est le principe des divers, le principe de l'individualité. En vertu de la loi de l'hérédité, l'enfant ressemble à ses parents, par le plan général de son organisation physique et mentale; c'est en vertu de la loi de l'innéité qu'un enfant n'est jamais identique à son père ou à sa mère dans les détails de son organisation.

II

Hérédité, innéité.

« L'hérédité, dit le Dr Bouchut, est la force natu-« relle du maintien des espèces par l'acte générateur.

« Née de l'impression communiquée au germe par « la fécondation de la mère, c'est une impression gé-« nérative ou séminale; de sa nature dépend en partie « le degré de force et de santé du nouvel être pour « l'avenir. Dans l'œuf, avant d'arriver au jour et par « le seul fait de la fécondation qui lui imprime la vie, « l'homme est prédestiné à une organisation spéciale, « à des formes extérieures et intérieures déterminées « par la résultante des forces paternelles et mater-« nelles un instant réunies.

« En recevant la vie, l'ovule, cet atome impercep-« tible se bâtit selon ses forces naturelles et d'après « l'influence du régime et du climat, les organes qui « lui doivent servir d'instruments dans sa courte exis-« tence. Tant mieux si la force d'impulsion est solide, « car ce qu'elle engendre est solide comme elle, avec « tous ses défauts et toutes ses qualités.

« Les forces et les aptitudes des races, des consti-« tutions, des tempéraments, des idiosyncrasies, etc., « se croisent dans la génération et forment des résul-« tats variés qui entraînent la matière, l'asservissent « à des lois déterminées susceptibles d'en faire l'en-

7

« veloppe d'êtres vivaces ou débiles, nerveux, san-
« guins ou lymphatiques; d'hommes intelligents,
« moraux ou d'êtres idiots et dégradés. »

Nous avons vu que l'acte vénérien est réveillé, excité par les différents sens; nous savons que l'odorat dirige l'animal et que la vue excite les désirs. Chez l'homme les sentiments de l'amour s'insinuent et pénètrent par les deux principales portes de l'âme : l'oreille et l'œil, et le sens du toucher exalte au plus haut degré les désirs de la copulation. L'imagination agit beaucoup plus puissamment sur la génération qu'aucune autre fonction; et plus la pudeur dérobe les formes de la femme, sans pourtant les cacher complètement, plus l'instinct de la copulation s'allume avec force.

Pendant l'acte de la génération tous les nerfs des sens et leurs centres : cerveau, moelle allongée, moelle dorsale, sont surexcités, exaltés au plus haut degré; ils déploient et versent des torrents de fluide (influx nerveux); tout l'organisme de l'homme se trouve dans une activité excessive. Le cœur bat avec violence, la respiration devient haletante, les yeux pleins de feu jettent des flammes; les oreilles bourdonnent et les nerfs de la peau, versant dans ces moments des torrents de leur fluide, perdent une partie de leur sensibilité, car la direction de l'activité des forces de la vie et de tout l'organisme de l'homme est concentrée vers les centres nerveux et les organes de la génération.

Cette exaltation des nerfs des sens surexcite au maximum l'activité de l'homme ; activité que la femme ne saurait jamais déployer, tant à cause de la construction de son organisme que de l'état de sa constitution intime toujours délicate; l'amour même est plus doux, plus modéré chez elle et nous voyons en effet qu'elle sait mieux renfermer en elle-même les feux qui la consument, et pendant l'acte, la femme se trouve, par conséquent, dans un état tout à fait passif, état qui lui fait absorber tout le fluide ou influx nerveux que l'homme dépense durant l'acte.

« Chez la femme, dit le professeur Müller, il n'y a « ni consommation d'action nerveuse, ni violentes « contractions rhythmiques au moment où l'excitation sexuelle atteint son plus haut degré. » C'est pour cela que la femme est toute imprégnée, son corps est imbibé, pour ainsi dire, du fluide nerveux de l'homme; chez elle les nerfs de la matrice seuls se trouvent en grande activité pour que le sperme y puisse pénétrer.

L'acte terminé, les nerfs sensitifs de l'utérus se relâchent, et les nerfs ganglionnaires du même organe, excités par le relâchement des filets nerveux du système opposé, laissent sécréter un liquide; une certaine quantité de mucus s'échappe du vagin vers les organes externes.

L'ovule de la femme une fois fécondé par le sperme de l'homme, les nerfs sensitifs de la matrice se réexcitent et ceux du système opposé se relâchent; les vaisseaux sanguins capillaires se regorgent de sang par la présence du germe, et le col de l'utérus se renferme. C'est alors que dans la cavité de cet organe, les nerfs ganglionnaires acquièrent tout leur empire et déploient pour le fruit conçu toute leur activité et toute leur force; c'est alors que le germe commence ses premières métamorphoses et son développement sous la puissance de ces nerfs.

De tout ce qu'il vient d'être dit on peut facilement comprendre que de la plus ou moins grande activité de l'âme et des nerfs des sens de l'homme et de la qualité de la semence que l'homme fournit à l'ovule de la femme, pendant l'acte de la copulation, dépend la transmission de l'hérédité.

A l'instar du germe de la femme, la semence de l'homme contient en elle la forme entière de l'espèce, le type et le produit présentera les qualités du père et de la mère; tandis que, de l'action intime et de l'excitation plus ou moins permanente des nerfs ganglionnaires de la femme et particulièrement de ceux de l'utérus, après l'acte, dépend l'innéité : principe opposé à l'hérédité.

C'est alors que le rôle de la femme change et de tout passif qu'il était pendant l'acte générateur, ce rôle devient tout à fait actif dans l'exécution des actions intimes de l'utérus et de ses annexes; elle devient le monde général du fruit conçu dans sa matrice, de même que sa matrice prend la place du sol, du climat, de l'air et de l'eau d'où l'embryon puisera les matériaux de sa subsistance. Toutes les actions, toute l'énergie, l'âme, en un mot, de la femme se concentrent dans cet organe et le fruit de ses entrailles acquiert par lui une transformation et une amélioration dans ce qu'il avait de mauvais par l'hérédité, ou bien perd plus ou moins et quelquefois même complètement tout ce qu'il avait de bon.

Et en effet, aux dyscrasies et à l'état cachectique du père ou de la mère ou même de tous les deux que l'enfant devait hériter, nous voyons plus d'une fois, par les influences des agents cosmiques extérieurs : changement de climat, changement de vie et de régime de la femme pendant sa grossesse ; par des conditions de vie agréables, par des impressions favorables, etc., l'innéité opposer un état tout contraire, c'est-à-dire : une santé florissante et durable de l'enfant, surtout si une éducation hygiénique convenable à l'époque de l'enfance vient consolider ce que l'innéité a pu faire; comme aussi, à la constitution solide, à la santé florissante du père et de la mère, nous voyons souvent l'innéité opposer soit pour cause de peines morales et de soucis de la mère, par des impressions désagréables, ou bien par des conditions d'un milieu malsain et vicié, par des causes climatiques durant la grossesse, un enfant frêle et cachectique, une créature portant dans tout son être les signes de la dégénération.

Le sperme seul de l'homme ou l'œuf de la femme ne peuvent produire aucune forme; le concours des deux est nécessaire à la production des formes de l'espèce. Ce qui manque au sperme, dit le professeur Müller, n'est pas la même chose que ce qui manque à l'œuf, car chacun d'eux renferme ce qui manque à l'autre pour être complet.

Produits des actions les plus intimes des tissus et des organes et même des dispositions de l'âme de l'homme et de la femme, la semence et l'ovule renferment en eux la prédisposition à la forme et à la vie de l'individu. Provenant de toutes les parties du corps de l'homme et de la femme, la liqueur séminale et l'œuf sont sains lorsque les parties qui les produisent sont saines, altérés et malades lorsqu'elles sont malades.

Le sperme est constitué à représenter le liquide excitateur, animé par la vie totale de l'individu et par la forme de l'espèce; l'œuf au contraire contient la partie destinée à germer dès que la semence arrive à l'exciter; seulement le sperme de l'homme imprime pour une seule fois au germe de la femme, pendant l'acte générateur, les qualités ou les vices du père, tandis que l'œuf fécondé, outre les qualités ou les défauts de la mère, peut acquérir, pendant ses évolutions et ses métamorphoses, sous l'action des nerfs ganglionnaires de la matrice, ces dispensateurs de la vie individuelle, ces régulateurs, modérateurs et répartiteurs de toutes les propriétés de l'organisme vivant, des qualités ou des défauts nouveaux, en exagérer les uns ou bien modifier et même détruire les autres.

Simple filament nerveux et doué des forces de la vie du père et de la mère, le germe de la conception formé déjà, enveloppe le jaune d'œuf en croissant et les organes de l'embryon naissent par une production incessante d'éléments actifs, qui sont ceux du système nerveux ganglionnaire.

Ce premier tissu se développe, avons-nous dit, de très-bonne heure et même très-rapidement chez l'embryon dans lequel la force de nutrition et de formation est seule en grande activité; il porte en lui seul, comme une miniature, les rudiments des tissus desquels naissent peu à peu tous les organes complexes de l'embryon; car c'est ce tissu seul qui préside, par les nerfs ganglionnaires de la mère, à la formation de tous les autres tissus, de tous les autres organes.

C'est pendant cette période de la vie embryonnaire que la variabilité commence et que l'innéité peut acquérir tout son empire sur la formation de l'embryon. L'innéité ne commence que pendant la vie embryonnaire, elle se manifeste après la naissance, pendant les diverses phases du developpement ou enfin à l'âge adulte de l'individu.

III

Mariages précoces ou disproportionnés.

La bonne santé des époux, avons-nous dit, est une des premières conditions non-seulement de leur bonheur personnel mais encore elle est la base sur laquelle ils bâtiront la vigueur et la solidité de leur progéniture.

Les enfants nés de parents sains, bien portants et vigoureux jouissent d'une constitution saine, solide et vigoureuse et résistent beaucoup mieux à toutes les influences cosmiques du dehors que les enfants nés de parents mal constitués et plus ou moins souffrants. Mais nous ne devons point oublier que tout à côté de la condition de bonne santé et de vigueur nous devons ajouter celle de l'âge des deux époux pour le développement plein et entier de leurs organes générateurs.

Pour que le germe de la conception puisse posséder tous les éléments de solidité et de vigueur, il ne suffit pas que le père et la mère soient solidement et vigoureusement constitués, il faut en même temps que les organes de la génération des jeunes époux aient acquis leur développement plein et entier, leur autonomie, pour ainsi dire, dans l'exercice régulier et normal de leurs fonctions.

Ainsi nous voyons plus d'une fois un jeune couple plein de vigueur et de santé, à peine de 18 ans l'époux et de 12 à 13 la jeune mariée, et cependant leurs premiers enfants sont mal constitués et malingres, des enfants dont la vie est atteinte même avant de naître.

Les deux jeunes époux dans leur état précoce (on a appelé union ou mariage précoce, le mariage fait à l'âge où les organes génitaux, soit de la fille soit du jeune mari, n'ont pas eu encore leur développement complet), outre le défaut de maturité des organes de la génération et des produits qu'ils engendrent, il arrive encore que le jeune homme, emporté par la fougue de ses désirs, fait des pertes d'influx nerveux et séminales excessives, et par cela il s'énerve dans peu, il est épuisé et bientôt le dégoût succède à la satieté.

Chez la fille, l'état des forces pour le développement de ses organes perd de son activité; sa taille, sa gorge et sa poitrine restent dans un état de développement stationnaire; sa matrice, n'ayant pas acquis le développement et le volume nécessaires, ne peut avoir la capacité de contenir ni un produit procréé d'un certain volume, ni même lui fournir les matériaux nécessaires qui doivent servir au développement complet de l'être procréé.

Il est vrai que la précocité et la fréquence du coït déterminent les organes génitaux à se surexciter et à se développer davantage; mais d'un autre côté ceux-ci surexcitent à leur tour les centres nerveux céphalo-rachidienset provoquentles désirs lascifs, etde pareils excès, avons-nous dit, minent, non-seulement les forces de la vie des jeunes époux, mais encore celles de l'être qui ne peut que vivre misérablement dans un utérus disproportionné et incapable d'une mère qui n'a pas encore été formée.

IV

Mariages disproportionnés.

Un homme d'un certain âge, de 55 à 60 ans, par exemple, après avoir passé tous les orages de la vie, épouse une jeune demoiselle de 14 à 15 ans, seule capable d'exciter l'action de ses organes génitaux, épuisés par des excès et languissants par l'âge. Par les appâts de sa fortune les parents de la jeune fille la lui donnent. Une dame d'un âge assez respectable, de 40 à 45 ans, par exemple, et dans des conditions égales à celles du vieux garçon ci-dessus mentionné, par rapport à la fortune et même à la vie, épouse un jeune homme de 25 à 30 ans; mariages tristes et immoraux, mariages dont les produits ne sauraient être que des créatures étiolées, misérables, d'une santé chancelante et disposées à toute maladie.

Ces unions disproportionnées, tristes et dégradantes même pour ceux qui les contractent, deviennent toujours une cause de ruine pour la santé des époux et une condition de dyscrasie et de cachexie pour la constitution des enfants qui en naîtraient.

Les législateurs de tous les temps ont condamné ces mariages; aujourd'hui on doit les proscrire pour les malheurs que ces deux états offrent aux autres conditions vicieuses de nos grandes villes dans la civilisation actuelle.

Tout le monde reconnaît aujourd'hui que l'époque favorable au mariage et à ses produits, est en général de 24 à 45 ans pour l'homme et de 17 à 30 pour la femme. Dans les climats chauds où l'on vit beaucoup plus vite et où le développement des organes est plus précoce, une fille de 15 à 16 ans est déjà très-bien développée, bien constituée et bien formée, de même que l'homme à 21 ans ou à 22.

CHAPITRE III

DES MALADIES HÉRÉDITAIRES.

« La race, dit le savant professeur Müller, les penchants, les passions, les talents, même toutes les maladies se transmettent tout aussi sûrement du père que de la mère au produit; et comme toutes ces qualités sont imprimées au germe par la semence, il s'en suit que celle-ci doit contenir déjà la forme du père, de même que celle de la mère est contenue dans le germe qu'elle procrée. »

Et en effet, il est aujourd'hui prouvé par l'expérience que les maladies des os :

1° Étroitesse et mauvaise conformation des os du bassin, déviations de la colonne vertébrale, rachitisme, etc., etc., sont transmises par hérédité.

2° Les maladies musculaires : rhumatismes musculaires, myodynies, etc.

3° Celles des organes digestifs, telles que : dyspepsies, catarrhes de l'estomac et des intestins, gastrodynies, etc., engorgements du foie, inflammations et abcès du même organe, hypersécrétions de bile, calculs biliaires, etc., etc.

4° Les maladies organiques du cœur et de tous les organes de la circulation.

5° Les diverses maladies du sang et de tous les liquides de l'organisme : la pléthore par exemple, l'anémie, l'hypoémie, l'hydroémie, le lymphatisme, etc., d'où les divers tempéraments : sanguin, lymphatique, bilieux, anémique, etc.

6° Les rhumatismes, la podagre, etc.

7° La syphilis, les scrofules, les tubercules, les cancers.

8° La disposition aux maladies vermineuses, etc.

9° Les maladies des voies respiratoires : du larynx, des bronches, des poumons, etc.

10° Les maladies du système nerveux, surtout de celui des sens; il subit dans son développement l'impression générative au plus haut degré : le strabisme, par exemple, la myopie, la presbytie, l'héméralopie, la nyctalopie, l'amaurose, la cataracte, les inflammations des membranes internes des yeux, les apoplexies cérébrales et rachidiennes, les paralysies, etc.

11° Les prédispositions aux catarrhes de la membrane muqueuse qui tapisse les paupières et le globe de l'œil, celles aux fluxions, aux blépharites, aux trichiasis, etc., la surdité et la surdi-mutité.

12° L'hyperesthésie ou l'anésthésie des nerfs de la peau; les diathèses herpétiques : les éczemas, les lichens, les psoriasis.

13° L'éléphantiasis, l'ichthiose, la purpura hemorrhagica.

14° Les maladies du système nerveux ganglionnaire, telles que : l'hystérie, l'hypochondrie, l'épilepsie, l'éclampsie, les spasmes et les convulsions cloniques.

15° La folie, la chorée, etc., etc. Partout et toujours nous voyons l'influence de l'hérédité sur la prédisposition et le développement des vices de conformation, des altérations des humeurs, des maladies organiques et des diathèses.

16° La nature morale de l'homme, ainsi que nous venons de le dire; ses penchants, ses défauts, ses qualités, ses vices se transmettent encore plus sûrement par la génération que sa conformation physique extérieure. (Müller, Mme Boyer.)

17° Les penchants à l'ivresse, au jeu, à la luxure, au vol et au meurtre sont très-manifestement héréditaires. (Bouchut, C. Royer, Müller.)

Outre les maladies confirmées dès la vie embryonnaire et l'enfance, toutes ces diathèses, toutes ces idiosyncrasies, toutes ces aptitudes morbides peuvent sommeiller au sein des êtres vivants pendant dix, quinze, vingt et même quarante ans; apparaître par la moindre des causes ou bien ne jamais éclore lorsque des circonstances climatiques, des soins hygiéniques, ou des conditions de vie favorables s'y opposent.

Toute chose égale d'ailleurs, l'innéité lutte contre les effets destructifs de l'hérédité de même que l'hérédité contre ceux de l'innéité, et la vie de l'individu oscille entre ces deux forces opposées et seules elles suffisent à expliquer les vices et les souffrances héritées ou innées, ou bien les maux oubliés et souvent peu à peu transformés avec le temps en bien, soit au physique soit au moral, et acquérir une solidité à toute épreuve.

C'est par ces deux lois de l'hérédité et de l'innéité qu'une passion s'éteint ou s'exalte chez les individus successifs d'une même famille ; qu'un instinct, un sentiment naît, grandit, s'accumule et arrive à dépasser son but initial. (C. Royer.)

CHAPITRE IV

GROSSESSE

I

Dès qu'une femme devient enceinte, son organisme représente un tout petit monde qui renferme en lui, sol, climat et chaleur propre avec des eaux ou des liquides particuliers pour la conservation et le développement de son nouvel hôte, de l'être procréé. La partie de la femme qui représente ce sol, ce climat et renferme cette chaleur et ces eaux, c'est l'utérus : organe qui doit puiser tous ces matériaux dans le petit monde qui est la femme, de même que la femme elle-même les puise dans le grand où tout être vit.

Peu de temps après que l'œuf de la femme est fécondé par le sperme de l'homme, les filets nerveux sensitifs de la matrice surexcités, exaltés par la présence du germe, et ceux du système opposé complètement relâchés, à peu près paralysés, laissent tous les vaisseaux sanguins capillaires de l'utérus regorger de sang; le calibre de ces vaisseaux augmente de plus en plus, ils deviennent infiniment plus grands et plus forts qu'auparavant et sont plongés dans un état de turgescence continuelle.

Une très-grande partie des forces organiques de la femme, toute l'activité des actions intimes de ses organes et tissus se dirigent vers sa matrice, une grande partie de sa vie se concentre dans cet organe pour favoriser les diverses métamorphoses et les développements successifs de l'être procréé.

L'action chimique du sang lui-même est exaltée; la turgescence de l'utérus par le sang qui le gorge et la plasticité de ce liquide en relèvent de beaucoup la chaleur.

La matrice, regorgée de sang et beaucoup plus chaude qu'à son ordinaire, imprégnée de divers liquides, acquiert des forces très-grandes; ce qui fait qu'elle peut survivre à la mère, entretenir la vie de l'embryon et accomplir la parturition même après la mort de la mère. (Burdach, Müller.)

De cet excès de vie de l'utérus, il résulte qu'il joue le rôle le plus considérable non-seulement dans l'organisme entier de la femme enceinte, parce qu'il devient alors le foyer principal de la vie transmise, mais encore dans la vie de l'être procréé. C'est durant cet état que la femme acquiert, par la grandeur des fonctions de sa matrice, une supériorité très-grande sur les conditions de formation et de développement de l'être qu'elle renferme dans son sein.

II

Huit jours après que l'imprégnation eut lieu, l'œuf imprégné sort des trompes de l'utérus et parvient dans l'intérieur de cet organe; dans deux mois le placenta est déjà formé. Nous avons dit qu'une grande partie des forces de la vie de la mère se sont déjà dirigées vers la matrice et celles qui lui restent se modifient et se trouvent dans un état d'aberration complète : ses nerfs sensitifs sont relâchés, ceux de l'estomac, ne possédant plus leur excitabilité normale, habituelle, leur action est plus ou moins pervertie; c'est pourquoi les dégoûts, les nausées et les vomissements sont les accidents les plus communs; c'est pour cela que la femme enceinte ressent beaucoup moins les impressions du dehors.

Dès le premier mois la menstruation cesse et le développement des mamelles commence avec celui de l'utérus. Dans certaines grossesses le sang continue à paraître même aux époques des menstrues, mais cette condition de l'utérus dénote une maladie plutôt de cet organe qu'un état normal, c'est pourquoi on doit recourir à un médecin.

III

Par cela même qu'une très-grande partie des forces de la vie de la mère s'est dirigée et concentrée vers l'organe incubateur, nous voyons l'aberration des nerfs sensitifs et particulièrement ceux de l'estomac occasionner, dès le commencement, des incommodités plus ou moins grandes, telles que : malaise, mauvaise humeur, susceptibilité, caprices, mélancolie, propension aux syncopes, vertiges, maux de tête, douleurs de dents, agitation pendant le sommeil, bâillements, abattement, perte de l'éclat des yeux, resserrement des pupilles, etc., et avec le progrès de la grossesse en survenir d'autres, causées par le poids du fœtus ainsi que par la distension de l'utérus qui doit occuper l'espace destiné aux organes de la digestion.

Chez les femmes précoces devenues enceintes et

qui n'ont pas encore eu le temps de se bien développer, outre que leur croissance s'arrête et même cesse plus d'une fois complètement, ces incommodités deviennent d'autant plus pénibles que leur organisation est plus délicate et que l'aberration des nerfs sensitifs prédomine dans tout l'organisme, et alors ces incommodités arrivent à un tel degré d'intensité qu'elles se rapprochent de l'état maladif et quelquefois même deviennent maladie et cause d'avortement.

Plus d'une fois, indépendamment des incommodités qui accompagnent la grossesse, il survient certains phénomènes sympathiques dus à l'aberration sus-mentionnée et à la perversion plus ou moins grande de sensibilité : désirs, envies, etc., phénomènes très-variables en raison de la constitution, de l'idiosyncrasie, des habitudes, de l'éducation et des dispositions de l'âme de la femme enceinte.

Au contraire, tous ces phénomènes alarmants, toutes ces incommodités fatigantes manquent le plus souvent ou du moins sont-ils peu prononcés chez les femmes douées d'une bonne santé, d'une constitution normale, qui se trouvent dans des conditions de vie satisfaisantes et dont les forces de la vie impriment à l'organisme ce mouvement harmonique dans tous les actes de la vie et particulièrement dans ceux qui se rapportent directement à l'utérus; car l'action des nerfs sensitifs de cet organe en commençant à se déployer, à s'exalter par des idées d'amour et des désirs précoces dans un très-jeune âge, peut rendre la matrice un foyer d'exaltation continuelle; exaltation qui poursuivrait son cours au détriment de l'organisme entier et ainsi produirait ces appauvrissements du sang, ces chloroses et chloro-anémies interminables que nous voyons chez les jeunes filles; la suspension et l'irrégularité des menstrues, les douleurs aux ovaires, les écoulements en flueurs blanches et la caducité des forces de l'organisme entier.

IV

A part les petites incommodités de la première et de la dernière période de la grossesse chez les femmes saines et solides, l'appétit augmente et la digestion se fait bien; le sang se forme facilement même en prenant peu d'aliments. Quelquefois on voit des femmes maigres mais bien constituées acquérir de l'embonpoint parce que leur nutrition devient plus active.

Il arrive aussi que beaucoup de maladies, traitées comme incurables, cessent d'elles-mêmes pendant la grossesse, de même que des femmes d'un tempérament délicat devenues enceintes consolident leur complexion et acquièrent une santé florissante : mais cela tient à ce que l'organisme féminin parvenu à son but, et ayant satisfait à sa tendance en arrivant à l'état de grossesse, sa force s'accroît durant cette époque et sa santé se trouve affermie, sans oublier pourtant que cela se fait au détriment des forces de la matrice et de celles du fruit qu'elle renferme.

En général un sentiment de satisfaction règne dans l'âme des femmes enceintes, et ce sentiment est au comble si la femme est saine et bien portante, et nous voyons que leur imagination presque entière est dirigée vers le fruit que leur sein renferme de même que les forces de leur vie se concentrent vers l'utérus : leur corps porte l'embryon et leur âme la pensée de cette frêle existence. L'existence, la pensée, l'âme de la femme n'a d'autres tendances que la vie de l'embryon qu'elle porte dans ses entrailles.

V

Entre la vie de la mère et la vie de l'embryon il existe un rapport intime, un rapport tel que l'existence de ce dernier peut être modifiée par celle de la mère, malgré les parois épaisses de la matrice qui l'environnent et la maintiennent dans une indépendance à peu près complète, de même que la vie de la mère peut être influencée et modifiée par celle de l'embryon.

L'embryon a, par la matrice, une activité de vie propre de même que la mère a la sienne quoique sous la dépendance l'un de l'autre; et nous avons vu plus d'une fois l'embryon se trouver dans un état de santé prospère tandis que celle de la mère était altérée, étiolée, ruinée; de même que la santé florissante d'une mère peut donner un fruit chétif et malingre.

En vertu de cette tendance innée à l'indépendance de l'embryon, l'utérus qui s'est complètement métamorphosé pour pouvoir conserver l'œuf et nourrir d'après son plan l'embryon, fait aussi résister la vie de l'embryon à l'influence de l'hérédité du père et aux conditions d'existence détériorantes de la mère; et n'y cède que dans le cas où, subissant la dégradation des forces générales de l'organisme de la mère, les forces de l'utérus lui-même avaient perdu complètement leur action, leur énergie, et sont peu à peu tombées dans cet état d'aberration qui n'est ni celui de maladie déterminée, ni celui de santé et d'harmonie, et ainsi laissent, par la moindre cause, périr le fruit que cet organe renferme, même avant d'avoir vu le jour.

VI

La matrice de la mère, dit Burdach, donne à l'embryon ce que la nature procure à un enfant né, à un organisme parfait; de sorte que la mère devient l'univers de l'embryon dans lequel il vit et se développe, et l'utérus l'habitue peu à peu à supporter toutes les impressions, toutes les vicissitudes du monde extérieur où il va vivre dans peu.

Ainsi, la mère mange, digère et respire pour lui; et la matrice ne fournit au fruit que la Providence divine lui a confié que les substances élaborées par elles et par ses propres forces. L'utérus communique à l'embryon une chaleur plus grande que celle de la mère et le sépare du monde extérieur afin qu'il ne se trouve point en contact avec les influences générales du milieu extérieur et qu'il ne se ressente ni des variations du jour ou de l'année, ni des vicissitudes des saisons.

L'organisme maternel, avons-nous dit, prend la place du monde et l'utérus celle de sol et de climat; mais pour que la matrice, ce sol où doit vivre et se former l'embryon, puisse fournir de bons matériaux pour la subsistance et le bon développement du fruit qu'elle renferme, elle ne doit pas subir les lois de la concurrence vitale, soit entre un autre produit : jumeau ou autre produit maladif de l'organe, soit entre la vie de l'embryon et la vie d'une mère qui dépense une partie de ses forces en peines, en soucis et fatigues ou en veilles de bals et de soirées.

Il s'établit en effet entre l'organisme de la femme enceinte et celui de l'embryon une concurrence vitale dont l'utérus est le principal agent et le grand dispensateur, de telle sorte que l'organisme de la mère épuisée par maladie ou par vice et des abus, en absorbe les matériaux retenus en réserve dans cet organe pour l'entretien du fruit qu'il renferme; ou bien la mère, en ayant de trop pour son état, neutralise et paralyse l'action de cet organe; c'est pourquoi, comme c'est la matrice qui reçoit du sang de la mère, dans son sang propre, tous les matériaux nécessaires pour la construction et la formation des organes de l'embryon qu'elle renferme, elle en absorbe toujours et en retient en réserve, dans le cas que la mère n'en ait pas assez, l'utérus lui en laisse une partie, le superflu; c'est ainsi que nous voyons plus d'une fois une femme frêle et délicate acquérir pendant sa grossesse du bien-être et de l'embonpoint; mais malheur à la mère dont l'organisme, en dépensant trop et sans discrétion les matériaux de sa vie, n'en a jamais assez, car son organisme toujours pauvre absorbera de la matrice les matériaux de l'existence de son enfant, et cet organe, épuisé à son tour, transmettra les conséquences de la pauvreté de la mère à l'existence du fœtus qui croîtra dans la misère et périra plus d'une fois avant même de naître.

CHAPITRE V

HYGIÈNE SPÉCIALE DE LA GROSSESSE

I

Dès qu'une femme acquiert la certitude de sa grossesse elle doit bien comprendre que sa vie doit être consacrée au fruit qu'elle porte dans son sein, et cela, tant pour le bien-être et le bon développement de l'être procréé que dans l'intérêt de sa propre existence et pour éviter en même temps, et autant que possible, toutes les incommodités et souffrances que la grossesse porte avec elle, particulièrement dans un climat chaud et humide; incommodités qui pourraient facilement dégénérer en maladie et mettre en danger, non-seulement la vie de son enfant mais encore compromettre sa santé propre et même sa vie.

Le mari de son côté, ayant des devoirs à remplir, devoirs que la nature et son propre bonheur lui imposent, outre la tendre amitié et les soins affectueux qu'il doit prodiguer à la mère de son enfant, outre les grands soins et les égards dus à un état que la nature traite avec tant de dureté durant la grossesse, aux moments de la parturition et pendant l'allaitement de son enfant, doit encore prendre le rôle de père pour sa femme, et par une patience et une affection à toute épreuve, la diriger dans cette nouvelle et pénible carrière qu'elle doit parcourir pendant les neuf mois de la gestation.

Nous savons déjà que la moindre contrariété l'ément, que toute secousse morale ou physique réagit fatalement sur la matrice; et plus la femme approche du terme plus elle doit être entourée d'attention et de soins puisque les accidents à redouter sont incalculables.

Tout choc extérieur, la moindre chute, un excès quelconque, toute émotion vive, une vive impression morale prolongée, toute surprise, les joies vives et délirantes, etc., peuvent occasionner, par l'exaltation des nerfs sensitifs, une aberration complète dans les nerfs ganglionnaires de l'utérus, aberration qui aurait pour conséquence immédiate l'avortement, ou bien le développement imparfait, anormal et quelquefois monstrueux de l'embryon.

De même, toute privation, les peines morales, la crainte et la frayeur excessives, en paralysant les nerfs des sens et les centres céphalo-rachidiens, surexcitent les nerfs ganglionnaires de l'utérus, et ces nerfs une fois excités, les vaisseaux *capillaires sanguins* de cet organe perdent et la quantité nécessaire du sang et ses qualités plastiques; la chaleur par conséquent y diminue et l'activité de cet organe sur la formation des tissus et des organes de l'embryon est plus ou moins altérée, suspendue ou diminuée, ou bien complétement paralysée; et au lieu d'un enfant valide on voit plus d'une fois naître certains êtres incomplets et difformes et qui font l'horreur même des parents.

II

La femme enceinte doit s'abstenir des plaisirs du monde : bals, soirées, fêtes publiques, théâtre, etc., elle doit éviter toute veille et toute fatigue, car toute agitation, toute fatigue physique ou morale produit une dépense immense des matériaux de son organisme, dépense qui retentirait immédiatement sur l'utérus et sur la formation de l'embryon.

Nous l'avons dit ailleurs et nous le répétons encore, que toute émotion violente, toute cause, en un mot, qui pourrait exalter le système nerveux des sens de la femme enceinte a une influence pernicieuse immédiate sur les nerfs sensitifs de l'utérus et par conséquent sur la direction de la formation de l'embryon et sur son développement; et cette créature, par une légèreté ou l'inconduite de sa mère, pourrait prendre un développement vicieux, difforme et même monstrueux.

Nous persistons à dire que c'est dans les mouvements excessifs des nerfs ganglionnaires de la matrice ou dans le défaut des mouvements nécessaires de cet organe que nous devons chercher la cause première de la bonne ou de la mauvaise conformation des organes de l'embryon, de son développement défectueux et même quelquefois monstrueux.

Malheur à la créature procréée qui portera toute une carrière de vie les marques de l'inconduite ou de la légèreté de son père ou de sa mère.

III

La femme enceinte doit mettre tout à fait de côté toute toilette de salon; elle doit abandonner le corset et tout vêtement qui pourrait comprimer et refouler sa poitrine, sa taille, son estomac et son ventre; éviter les habits trop chauds pendant la saison froide et humide ou bien les habits trop légers pendant les soirées et les matinées fraîches et piquantes de l'été.

Elle ne doit porter que des robes larges et taillées de façon à laisser une entière liberté de mouvements à toutes les parties de son corps.

Elle doit s'abstenir de trop manger et exclure de sa table les mets trop salés ou épicés. Son régime doit être doux et nutritif, surtout dans les premiers quatre mois de gestation et éviter toute boisson excitante.

Elle doit entretenir le ventre libre par de demi-lavements, toujours tièdes et émollients dans le cas qu'elle est constipée, et employer de temps à autre des boissons légèrement rafraîchissantes.

La vie d'une femme enceinte ne doit pas être sédentaire ; l'activité modérée dans les occupations de son ménage, la promenade à pied chaque jour sont plus que nécessaires pour maintenir en harmonie les fonctions de son organisme et pour la bonne formation de l'être qui se constitue et se développe dans son sein.

Elle doit occuper un appartement bien aéré, loin des terrains humides et marécageux; il doit être vaste et jouir du soleil du matin. Sa chambre à coucher doit être vaste, gaie et bien aérée, son corps et ses vêtements très-propres.

IV

Dans les trois premiers mois, le mari doit respecter la position de sa femme et la laisser complétement tranquille ; c'est l'époque la plus critique autant pour la mère que pour l'embryon dont l'utérus fournit les premiers matériaux et forme les nouveaux organes.

C'est dans ce mois que le placenta accomplit son développement complet.

Le troisième mois franchi, au quatrième, le placenta est complétement formé et l'embryon a ses organes et ses tissus déjà formés. Dès cette époque le fœtus s'accroît rapidement et les incommodités plus ou moins grandes de la mère : nausées, vomissements, inappétence, maux de tête, etc., disparaissent pour faire place à un état plus normal, plus franc soit dans les fonctions de la digestion, soit dans celles de toute la vie.

CHAPITRE VI

NOURRITURE PENDANT LA GROSSESSE

I

C'est du quatrième au septième mois que la femme enceinte doit augmenter les doses de ses aliments ; pourtant ses aliments doivent être d'une digestion très-facile et d'une grande valeur nutritive ; elle commence à manger et à digérer pour deux, et les fonctions digestives et nutritives s'exécutent facilement et avec rapidité. Une substance quelconque, difficile à digérer, pourrait nuire à la santé de la mère et à celle de l'enfant, de même que tout défaut de nourriture pourrait mettre en péril tant la mère que le fœtus lui-même.

Aux repas du soir elle doit éviter les poissons et les légumes ; un peu de bouillon de viande, du rôti chaud avec un peu de salade, un peu de bon vin coupé, seront une très-bonne nourriture et très-facile à digérer.

Les boissons d'eau très-copieuses et très-froides, en inondant l'estomac, neutralisent les liquides digestifs contenus dans cet organe et plus d'une fois en détruisent l'action; un peu de bon vin est excessivement utile pendant chaque repas.

Les aliments ne doivent être ni trop chauds ni tout à fait froids; les trop chauds exaltent les filets nerveux sensitifs de l'estomac, très-froids, empêchent toute matière grasse de se dissoudre et de se digérer par conséquent, d'où des dyspepsies, des flatuosités, des gastralgies; et puis, ce changement subit de température dans la bouche et l'œsophage, la transition subite du froid au chaud et du chaud au froid, non-seulement détruit l'émail des dents et les carie, mais encore altère les mouvements des nerfs du goût, la quantité et les qualités des liquides : salive, suc gastrique, bile, suc pancréatique, et ainsi suspend ou altère le cours de la digestion et la régularité des fonctions de la matrice.

La femme enceinte ne doit se mettre au lit que trois heures et demie après avoir pris son repas du soir. Dans cet intervalle la digestion est à son terme. Nous avons dit ailleurs que la digestion trouble le sommeil et le sommeil trouble la digestion.

II

DES BAINS.

Dans les premiers trois mois et le dernier de la grossesse les bains généraux tièdes sont d'une grande utilité, surtout pour les femmes nerveuses. Dans la première époque, un bain tiède de quinze à vingt-cinq minutes modère l'orgasme et calme la grande excitation de l'utérus ; dans le neuvième mois, il ramollit le ventre et les organes génitaux trop distendus, et produit aux tissus de ces organes plus d'extensibilité, très-nécessaire dans cette époque.

Les bains généraux ne sont pas pour les femmes très-blanches, lymphatiques et d'une constitution molle; elles doivent les suppléer par des bains de siége et des ablutions très-tièdes et légèrement aromatiques.

La femme enceinte, pour se laver, ne doit employer que de l'eau tiède ; des soins hygiéniques que la femme prendra pendant sa grossesse, de l'harmonie qu'elle saurait tenir entre les deux systèmes de nerfs de son organisme résulterait la facilité de l'accouchement, la solidité et la bonne constitution de l'enfant.

III

CONDUITE CONJUGALE.

Jusqu'au commencement du quatrième mois le mari doit s'abstenir de tout devoir, et ne doit être que le père de son épouse : le moindre ébranlement érotique, soit dans les nerfs des sens, soit dans ceux de l'utérus, pourrait occasionner des pertes difficiles à remédier.

Au quatrième et cinquième mois seulement il peut faire les devoirs de mari et cela avec grande précaution et prudence; dans le sixième et le septième mois, la moindre pression soit sur les flancs, soit sur le ventre, soit en touchant l'utérus par un rapprochement inattentif et forcé, peut blesser le col de la matrice ou le fœtus lui-même et ainsi occasionner le malheur de son épouse ou celui de son enfant. Plus d'une fois nous avons vu que des pertes de sang, des hémorrhagies utérines, des ulcérations du col de l'utérus, souvent des vices de conformation de l'enfant, des déviations des os et le rachitisme lui-même étaient dus aux jouissances conjugales exagérées.

Du sixième au septième et huitième mois, la matrice, pour subvenir aux besoins de la créature déjà développée qu'elle renferme, absorbe du sang de la mère une plus grande quantité de matériaux nutritifs, c'est pourquoi la mère doit prendre des aliments plus substantiels et en même temps très-faciles à digérer.

Elle doit s'abstenir de toute substance qui fatigue les nerfs de son estomac et ceux des intestins : pâtisseries, viandes salées, mets épicés échauffants; mais ce que nous recommandons le plus, c'est de s'abstenir du café au lait et du lait comme boisson; nourriture qui fatigue et détériore les forces digestives de l'estomac, relâche et paralyse l'action de la matrice.

CHAPITRE VII

NAISSANCE.

I

La matrice, avons-nous dit, est le sol et le climat dans lesquels le fœtus puise tous les matériaux de son existence et de son développement; et la mère représente le monde général d'où l'utérus prend tous les éléments nécessaires pour les élaborer et les rendre aptes pour la formation et le plein développement des organes de l'être qu'il renferme dans son intérieur. Lorsque l'état de la mère et celui de la matrice surtout se trouvent bien et dans des conditions d'équilibre, il existe jusqu'au huitième mois et même jusqu'au terme de la grossesse, une harmonie non-seulement entre la femme et cet organe, mais ce qui est le plus essentiel, entre cet organe et le fœtus; car, dès que cette harmonie est compromise ou cesse, l'embryon ne peut plus vivre normalement, il en sera expulsé, ou bien s'il y vivrait, son développement s'y ferait dans de très-mauvaises conditions. C'est ce qui arrive le plus souvent dans les avortements, c'est ce qui a lieu dans les neuf mois accomplis, car l'harmonie entre la mère et l'utérus cesse, de même que toute harmonie entre cet organe et le fœtus disparaît.

Dès le neuvième mois, les mouvements du fœtus commencent à devenir plus énergiques, plus fatigants pour la matrice parce que l'enfant commence à se sentir plus ou moins serré dans les mouvements de cet organe lui-même, et l'énergie de ces mêmes mouvements rend l'utérus plus irritable et plus gêné dans sa vie propre.

II

Deux cent soixante et dix jours suffisent pour que la maturité du fœtus soit accomplie et dès lors toute harmonie entre l'enfant et la matrice cesse; il s'établit une espèce d'antagonisme entre l'organe incubateur et le fruit mûri déjà. La gêne et l'irritabilité de l'utérus dépassent les limites de toute harmonie et la force musculaire de cet organe devient très-grande pendant que son orifice, par la dilatation progressive que lui impose la masse fœtale contenue dans son sein, prend l'aspect d'une simple membrane. Dès lors l'utérus finit par cesser de jouer le rôle d'un organe protecteur, c'est-à-dire, organe de nutrition, de développement, et son antagonisme avec le fruit qu'il protégeait et nourrissait arrive à tel point qu'il tâche de s'en délivrer et s'en débarrasser.

Les liquides amassés dans la matrice pendant tout le cours de la gestation passent peu à peu vers la partie inférieure de cet organe, vers son col, et les organes génitaux externes de la femme deviennent turgescents, pleins de liquides, et acquièrent une très-grande extensibilité.

Quelques jours avant l'accouchement, outre les liquides qui ramollissent ces parties de la femme enceinte, il s'écoule du col de l'utérus lui-même une espèce de mucus albumineux qui lubréfie ces voies pour faciliter la sortie de l'enfant; ce mucus est quelquefois tellement abondant qu'on pourrait le prendre pour les eaux amniotiques; cette abondance prépare le travail de l'accouchement.

III

La durée de la parturition est ordinairement de cinq à sept heures, quelquefois, mais rarement, dépasse les dix ou les douze. La sortie de l'enfant, avons-nous dit, est déjà préparée par la dilatation du col de la matrice; les parties génitales, lubréfiées par l'abondance des liquides et les contractions de cet organe augmentées, chassent en premier lieu les membranes de l'œuf qui se présentent sous forme d'une poche pleine d'eau et qui, à chaque contraction de l'utérus, devient plus volumineuse et plus tendue. Cette poche, pendant une forte douleur, se rompt enfin et les eaux s'échappent; une fois les eaux écoulées, après une demi-heure, dans le fort des douleurs, l'enfant vient au monde et il n'en reste que l'arrière-faix.

Après un quart d'heure ou une demi-heure de pause, de nouvelles contractions de l'utérus chassent le placenta et les membranes de l'œuf; un petit sentiment de froid de l'accouchée annonce la fin de l'accouchement et le changement que la circulation du sang subit dans l'utérus. C'est pour cette raison qu'on doit prodiguer les plus grands soins aux femmes accouchées et surtout les préserver même du moindre refroidissement.

IV

Notre civilisation actuelle, l'état moral et physique des femmes dans les grandes villes en général, rendent les accouchements beaucoup plus laborieux, beaucoup plus difficiles que chez les femmes des campagnes et les femmes du peuple. Nous avons vu dans les villages de Macédoine et de l'Epire des femmes prises des douleurs de l'enfantement pendant leurs travaux aux champs, s'en délivrer et continuer leur route après deux ou trois heures de repos.

En tout temps et en tout lieu, pour que l'accouchement soit facile, on doit entretenir de grandes sueurs vers la peau de la femme en travail; car lorsque les sueurs sont abondantes, la femme se sent beaucoup mieux, la délivrance devient très-facile, les douleurs moins considérables et les suites de l'accouchement beaucoup moins graves.

V

DES SOINS A DONNER A L'ENFANT ET A LA MÈRE.

L'enfant est né et toute communication immédiate entre lui et sa mère est rompue. Il a été nourri du sang de sa mère dans la matrice, il va continuer de vivre et se nourrir encore de son sang mais transformé en lait et, par ses doux soins, il vivra dans la suite indépendant et respirant l'air, absorbant les doux rayons du soleil et du jour, mais sous la dépendance douce et pleine d'affection et de prévoyance de celle qui l'avait porté neuf mois dans ses entrailles.

L'accoucheuse, après avoir déposé et couché sur le côté l'enfant entre les jambes de sa mère, après avoir déroulé et dégagé le cordon ombilical, le coupe à deux pouces de l'abdomen; elle laisse perdre un peu de sang à l'enfant, si cela est nécessaire, elle lie d'abord le bout qui tient à la mère, puis l'autre bout qui est fixé à l'ombilic de l'enfant. Le placenta, dégagé de l'utérus, tombe, et l'on couche la mère dans son lit.

Cette opération terminée, l'accoucheuse enduit de deux ou trois jaunes d'œufs la peau de l'enfant couverte de diverses matières grasses, puis la lave avec de l'eau tiède pour la débarrasser de toutes ces matières.

Ainsi bien lavé on couvre le nouveau-né de serviettes chaudes pour ne point laisser la moindre humidité sur sa peau. On habille l'enfant et on le met à côté de sa mère.

VI

Comme l'enfant ne pouvait rendre, pendant tout le cours de la gestation, les matières excrémentielles qui peu à peu s'accumulaient dans ses intestins, quelques heures après sa naissance, et lorsque les fonctions de la respiration et de la circulation générale du sang commencent à s'opérer, ces matières appelées méconium doivent être expulsées, car leur rétention dans ces organes peut occasionner des accidents plus ou moins graves.

Plus d'une fois le premier lait de la mère, appelé colostrum, suffit pour faciliter l'expulsion du méconium, mais dans le cas qu'il ne pourrait réussir, on doit aider son action, avant les vingt-quatre heures, avec le sirop de chicorée composé, à la dose de quatre à six gros, ou bien avec l'huile d'amandes douces fraîche, mêlée avec du sirop de fleurs d'oranger.

VII

L'accouchée sent une grande lassitude et éprouve un grand besoin de repos et de sommeil; l'irritabilité de ses nerfs des sens commence à s'apaiser, à se relâcher, mais la moindre cause suffit pour réexalter soit les filets nerveux de ses sens, soit ceux de la matrice que le travail de la parturition avait mis dans des conditions tout à fait orageuses, et pour cela le repos absolu et le sommeil agissent d'une manière toute salutaire.

Ainsi peu à peu les mouvements volontaires et la respiration de l'accouchée deviennent plus libres, la matrice, dont l'exaltation était arrivée à son comble, commence à s'apaiser, à se contracter avec plus de rhythme, à se resserrer peu à peu et à rentrer en équilibre avec l'état général de la femme ; elle se resserre, se rapetisse, n'ayant plus dans les interstices de ses tissus, ni dans son fond, les sucs et les liquides qui coulent déjà sous le nom de lochies.

Le vagin se rétrécit peu à peu, il se plisse ; les grandes lèvres reprennent leur forme primitive, les téguments du ventre se resserrent peu à peu et rentrent plus ou moins dans leur état normal, dans l'espace de trois semaines ou d'un mois; néanmoins ce resserrement ne peut se faire que d'une manière incomplète, surtout si la femme a eu plus d'un enfant, et si elle est d'une complexion molle et d'un tempérament lymphatique.

VIII

L'écoulement des lochies continue tant par l'excitation des filets nerveux ganglionnaires, excitation qui, en resserrant les vaisseaux sanguins, en fait exhaler tous les liquides superflus dans l'utérus, que par les déchirures occasionnées par le détachement du placenta.

Les premiers écoulements des lochies consistent en sang caillé, noirâtre ; mais à mesure que la matrice se resserre, la quantité du sang diminue et le cinquième jour ce liquide devient pâle et tout à fait liquide ; il est plus abondant et exhale une odeur désagréable ; du neuvième au dixième, il devient albumineux, peu épais ; il commence à diminuer, et au bout d'un mois environ, cesse complétement.

De tout ce qu'il vient d'être dit, on peut facilement comprendre que l'écoulement des lochies est le travail des mouvements des filets des deux systèmes de nerfs, par le moyen duquel les forces de la vie de la mère guérissent les lésions que l'utérus et ses annexes ont éprouvées pendant la grossesse et le travail de l'accouchement. C'est pourquoi la suppression des lochies donne lieu à des accidents très-graves et particulièrement à une fièvre plus d'une fois mortelle, dite la fièvre puerpérale, surtout dans les climats chauds et humides, où les changements de température sont très-sensibles et quelquefois intenses vers le soir et les matinées, et quand on ne prend pas les précautions nécessaires.

Si l'écoulement des lochies continue son cours régulier, la peau aussi, dont l'activité avait diminué pendant la grossesse, reprend son énergie ; elle est moite, humide et toujours couverte de sueurs pendant les dix premiers jours.

IX

La mère, délivrée moyennant la parturition et ses suites d'un état qui l'incommodait, surtout au neuvième mois de la grossesse, commence à revenir peu à peu à son état normal et régulier, et l'être procréé dans sa matrice est passé de la vie intra-utérine et dépendante aux commencements de la vie indépendante ; il est enfant.

L'embryon, détaché de la matrice, tant à cause de son état de développement et des mouvements insolites qu'il se donnait au neuvième mois, que par l'insuffisance de capacité de l'utérus et par les mouvements propres de cet organe qui, non-seulement, l'abritait et le protégeait de toute influence fâcheuse, de toute atteinte soit extérieure, soit intérieure, mais encore lui fournissait tous les matériaux de son existence et de son développement ; l'embryon, disons-nous, est enfin livré aux influences générales du monde, prémuni de tous les tissus, de tous les organes nécessaires pour vivre, développer ces organes et les fortifier dans les bras de sa mère et sous sa protection.

Mais, outre l'hospitalité et les services rendus à son hôte, la matrice ne cessait point de préparer en même temps les glandes des mamelles de la mère pour former le lait qui doit dans la suite nourrir le nouveau-né.

CHAPITRE VIII

DE LA PREMIÈRE ENFANCE.

I

Le premier acte du nouveau-né dans la vie du monde, c'est la respiration. Les battements du cœur commencent et poussent le sang dans la circulation générale du corps ; l'oxygène de l'air que l'enfant respire commence le premier échange des matériaux de son organisme, c'est-à-dire : la dépense commence et la recette est attendue. L'enfant, dès ce moment, est livré à la lutte avec toutes les influences du climat, du sol et de l'air atmosphérique du pays et de l'endroit que ses parents habitent.

Pendant la première période de la vie, il ne peut, il est vrai, être atteint dans son existence intime ni par ses soucis ni par ses peines morales, car son intelligence est complétement endormie ; aucune souffrance morale ne peut l'atteindre directement, aucun accident ne peut lui faire la moindre impression, mais d'un autre côté, le moral affecté de sa mère ou de sa nourrice, les soucis, les peines, les privations, etc., tout retentit sur l'enfant à la mamelle plus que les influences cosmiques du dehors, et atteint plus ou moins gravement son organisme frêle par le lait que sa mère ou sa nourrice lui fournissent.

La première enfance ne comprend que les dix premiers mois ; au commencement de cette époque, les nerfs des sens du nouveau-né sont surexcités par les impressions du monde extérieur : les filets nerveux par exemple de la vue par la lumière du jour, ceux de l'odorat par l'impression de l'air et de toute odeur, de l'ouïe par les moindres sons, du goût par les humeurs que les glandes de la bouche commencent à sécréter et ceux de la peau par tout ce qui la touche. Et plus les nerfs des sens sont excités, plus ceux du système opposé, les nerfs ganglionnaires se relâchent et le sang circule dans les vaisseaux sanguins capillaires en abondance et transmet librement les matériaux et la force plastique nécessaire pour le développement des tissus et des organes de l'enfant.

II

Les yeux de l'enfant sont ouverts pour absorber la lumière du jour et développer leur force et leur puissance, mais le cerveau ne perçoit pas, et les facultés de voir, d'entendre et de sentir sommeillent encore comme beaucoup d'autres organes. Les poumons respirent déjà, mais ne peuvent pas encore produire la chaleur que l'enfant avait dans sa vie intra-utérine, c'est-à-dire une chaleur suffisante ; c'est pourquoi l'on doit bien couvrir l'enfant jusqu'aux troisième et quatrième mois. L'excitation des nerfs sensitifs de la bouche et de l'estomac lui fait sentir le besoin de nourriture, car la dépense a déjà commencé et la peau de l'enfant, habituée à la chaleur de la matrice, exige une chaleur plus grande que celle du milieu ambiant, même pendant l'été.

Ne pouvant pas supporter longtemps ce conflit avec les influences du dehors, les nerfs des sens de l'enfant se fatiguent, se relâchent; il referme les yeux et tombe dans le sommeil; tandis que les nerfs ganglionnaires de toutes les parties de son corps, excités, se resserrent et, par leur resserrement, dispensent et distribuent dans tous les tissus de son organisme, tous les nouveaux matériaux que le sang avait abondamment portés par le relâchement de ces mêmes vaisseaux.

Ces alternatives de courtes veilles et de long sommeil de la première enfance augmentent la vitalité des tissus et des organes de l'enfant, déploient les forces de sa vie et le mènent peu à peu à la vie tout à fait indépendante.

C'est pour cette raison que l'enfant ne peut rester éveillé pendant les premiers mois qu'environ deux heures ou deux heures et demie par jour; peu à peu il s'habitue avec les impressions du dehors et les nerfs de ses sens perdent leur grande impressibilité. Vers le cinquième et sixième mois, il peut rester éveillé pendant sept et huit heures par jour; du reste, dans la première enfance, un enfant dort d'autant moins longtemps qu'il s'éloigne du terme de sa naissance.

III

Nous savons déjà que plus les filets nerveux sensitifs sont excités par les impressions du dehors, plus les filets nerveux ganglionnaires se relâchent et les vaisseaux sanguins capillaires, dont ils sont les gardiens, se paralysent, et le sang y afflue par conséquent, et circule en abondance, portant partout de nouveaux matériaux et en retirant, par l'excitation de ces mêmes nerfs et le resserrement des mêmes vaisseaux, toute matière éliminée et qui doit être rejetée hors du corps. Par ces mouvements alternatifs des deux systèmes de nerfs, mouvements qui ont leur cause dans les courtes veilles et les grandes doses de sommeil de l'enfant, il s'opère dans son organisme une toute petite dépense des matériaux de son corps et des recettes en proportions très-grandes; ainsi l'enfant croît, augmente de volume et de poids et peu à peu l'harmonie de son existence avec le monde extérieur ne tarde pas à s'établir.

L'enfant n'a besoin que du lait de sa mère, sa nourriture normale, et dès qu'il s'éveille de son sommeil bienfaisant, il sent ce besoin et le témoigne par ses cris plaintifs.

Le sein de la mère, avons-nous dit, est préparé d'avance parce que toute l'action et l'énergie de l'utérus déjà vide est passée aux glandes des mamelles de la mère, ces organes préparateurs de la douce liqueur que nous appelons lait; le troisième jour de la naissance, ils sont remplis de lait. « Le sein mou et chaud, dit le professeur Burdach, sur lequel repose la face du nouveau-né, fournit une liqueur chaude, douce, sucrée et nourrissante qui humecte la bouche devenue sèche et qui, parvenue à l'estomac, produit le sentiment agréable de la satiété. »

Fatigué de la succion, l'enfant retombe dans son sommeil et il n'en sort que quand le besoin, la faim et la soif le réveillent.

IV

Le lait est une liqueur dont la composition diffère, non-seulement chez chaque femme mais encore chez le même individu. Les diverses circonstances de la vie, les peines morales, les soucis, la frayeur, les diverses influences du dehors : changement de température, nourriture, etc., agissent immédiatement sur ses propriétés et en modifient ou en altèrent plus ou moins les qualités.

Cependant les analyses de plusieurs chimistes nous donnent approximativement les résultats suivants :

Sur mille parties de lait de femme saine, il y a :

Beurre	23, 43
Fromage	15, 62
Sucre de lait	39, 07
Eau	921, 87
Total	1000

La femme, dès le vingtieme jour de son accouchement, revenue peu à peu à son état normal, n'a plus besoin que de tranquillité morale, d'un air pur à respirer et d'une bonne et saine nourriture, tant pour réparer les pertes qu'elle a eues pendant l'accouchement que pour se former un lait qui puisse, par sa quantité et ses bonnes qualités, nourrir et développer le fruit de son sein.

V

ALLAITEMENT.

Toute femme qui jouit d'une bonne santé et dont les conditions de vie sont dans un état satisfaisant doit allaiter elle-même son enfant, et ce n'est plus pour le bien-être seulement et le bon développement de l'être qu'elle avait porté pendant neuf mois dans son sein, mais encore dans son propre intérêt et pour la conservation de sa propre santé.

De même que l'œuf et le germe qu'il renferme sont les produits du sang de la femme, de même le lait fait partie du même liquide dans lequel les glandes mammaires de la femme puisent les matériaux qui leur conviennent pour les transformer en lait.

C'est par le sang de la mère que le germe de l'œuf conçu a vécu et subi toutes les métamorphoses pour devenir embryon : c'est par ce même sang qu'il s'est transformé et developpé durant toute sa vie intra-utérine et c'est ce même sang qui, transformé et métamorphosé en lait, fournira une nourriture beaucoup meilleure que son estomac novice digérera beaucoup mieux qu'un lait tout à fait étranger et dont les qualités, quand même de beaucoup supérieures, ne sont pas à lui, ne viennent pas de son sang; car cette liqueur, que le sein de la mère lui donne, lui appartient depuis le commencement de sa vie, elle est son sang, elle vient du sang de sa mère.

Et d'ailleurs, n'est-ce pas l'utérus, cet organe providentiel qui a tenu l'enfant pendant neuf mois, qui l'a nourri de son sang et dans lequel cette créature s'est formée, s'est développée et s'est faite enfant? N'est-ce pas ce même organe qui, par une prévoyance des forces de la vie de la mère, transmet ses pleins pouvoirs, pour ainsi dire, et toute son énergie aux mamelles pour qu'elles puissent, à leur tour, puiser, dans le sang maternel, les matériaux nécessaires pour préparer le lait convenable à la constitution et aux forces de l'enfant, pour le fruit qu'elle renfermait, qu'elle protégeait pendant tout le temps de la gestation?

VI

Pour ce qui concerne la santé de la mère elle même, nous le répétons : une mère saine, de bonne santé et se trouvant dans de bonnes conditions de vie, en ne donnant pas à son enfant le lait que son sang fournit et que les mouvements de sa matrice ont formé et que produisent ses mamelles, soit pour se débarrasser des soins qu'elle doit prodiguer à son enfant, préférant ceux de sa toilette pour les bals et les soirées, soit pour ne pas perdre son repos de nuit et la fraîcheur de son teint ou de son sein, cette mère, disons-nous, doit être certaine qu'un dérangement général dans sa santé et des maladies plus ou moins graves seront la conséquence de cet affront qu'elle fait à la marche de sa propre nature, à son état de mère et aux beaux organes que la Providence lui avait donnés pour la procréation et ses suites.

Dès le 3e jour de l'accouchement un petit frisson indique l'apparition de la fièvre de lait ; le premier lait nommé colostrum évacué par les premières succions du nouveau-né, le lait commence à descendre ayant plus ou moins la quantité des matériaux et les qualités nécessaires pour l'âge de l'enfant ; il s'y forme vite et vient en abondance ; ses qualités se développent au fur et à mesure que l'enfant grandit.

Or, pour peu que la mère ne veuille pas allaiter son enfant, soit pour se débarrasser des soins dus au produit de ses entrailles, soit pour ne pas perdre sa tranquillité de nuit, elle aura ses glandes mammaires surchargées de lait sans pouvoir arriver à les évacuer complétement; tout autre moyen que la succion de l'enfant serait inefficace. Mais l'enfant rassasié par sa nourrice ne peut y parvenir et ainsi le lait s'y amasse peu à peu et stagne dans les parties les plus déclives des mamelles; des engorgements s'établissent çà et là dans le parenchyme de ces organes; le lait stagnant commence par perdre ses qualités, il est altéré et irrite par conséquent les parties ; la chaleur augmente et des abcès commencent à s'y former. Les douleurs sont atroces, car le lait transformé en pus, brûle et dévore toutes les parties voisines et il ne reste que le bistouri du chirurgien pour faire le reste.

De sorte que, au lieu de repos ou de toilettes, de soirées et de bals, la mère aura des souffrances et des larmes pendant un mois au moins, malgré les meilleurs traitements et les soins efficaces des médecins.

Les glandes mammaires une fois affectées, malgré les traitements les plus rationnels et les plus efficaces, auront toujours dans la suite une prédisposition maladive et à un deuxième accouchement elles seront encore plus ou moins affectées, et ainsi il se formera peu à peu dans leur tissu certaines inégalités qui se transformeront en nodosités, lesquelles pourraient facilement dégénérer en maladies sérieuses, et plus d'une fois terribles jusqu'à compromettre la vie même de la femme.

Toute chose égale d'ailleurs, les glandes mammaires, ayant une fois perdu leur santé et leur fraîcheur et ne fonctionnant plus, car la mère ne donne pas de lait à son enfant, s'atrophient peu à peu et perdent leur consistance et leur volume, et le sein, mou et flétri, tombe relâché avant son temps et avant qu'une jeune femme ait eu le temps de voir son deuxième ou son troisième enfant.

VII

D'un autre côté, lorsque la mère n'allaite pas son enfant et que les fonctions sacrées des mamelles sont paralysées, l'utérus reprend son activité et ses fonctions recommencent n'ayant plus rien à faire avec les glandes mammaires, ses annexes, et dès le deuxième ou troisième mois au plus tard de l'accouchement, les menstrues apparaissent.

Faible encore et en convalescence, la matrice, tant par l'énergie qu'elle avait déployée pendant l'accouchement et les suites qui en dépendent, que par les secousses et les déchirements qu'elle a eus, ayant de sitôt recommencé des fonctions qui ne peuvent que la refatiguer et l'exténuer : congestions abdominales, pertes de sang cataméniales, pendant que cet organe devait rester en repos pendant tout le temps de l'allaitement pour regagner les forces qu'il avait perdues, retombe affaibli et écrasé, pour ainsi dire, par les nouvelles excitations physiques... et morales que la femme lui procure et ainsi il s'établit une aberration dans les mouvements de ses nerfs ; mouvements qui ne sont ni ceux d'une véritable exaltation, inflammation, etc., ni ceux d'une subaction franche; la partie inférieure, le col de cet organe se tuméfie et une excitation bâtarde avec catarrhe s'y établit; il commence à couler une matière blanche-jaunâtre, matière âcre, altérée, dont l'augmentation et le séjour dans ces parties déjà très-chaudes, corrode les tissus et dénude le col de l'utérus de sa membrane : il s'y forme des errosions qu'on appelle de leur nom caractéristique : ulcérations granuleuses.

Ces écoulements, abandonnés à eux-mêmes et sans un traitement rationnel, spécial, augmentent de quantité, et leurs qualités deviennent de plus en plus infectieuses et gagnent de proche en proche toutes les parties internes et externes des organes génitaux; une mauvaise odeur s'en exhale, les menstrues perdent leur régularité et les ovaires, situés des deux côtés de la matrice, s'engorgent, ils sont douloureux. La santé générale est affectée puisque les intestins et l'estomac ne peuvent plus fonctionner librement; le sang commence à s'altérer, à s'appauvrir tant par les pertes continuelles de l'utérus que par les dyspepsies et les névroses dont l'organisme devient le théâtre. — La pauvreté du sang (état hypoémique, anémique) détériore, à son tour, le restant des forces de la matrice et de l'organisme entier, et ainsi nous voyons apparaître tous ces phénomènes désespérants qui tourmentent la vie des femmes qui, par légèreté, par caprice ou bien croyant préserver leur beauté et leur fraîcheur, n'ont pas voulu suivre les procédés que la nature elle-même leur a tracés et n'ont pas su se soumettre aux devoirs réguliers de la maternité.

CHAPITRE IX

ALLAITEMENT, NOURRICE.

VIII

L'enfant n'a besoin que d'un bon lait, du lait de sa mère, d'air pur et de grands soins de propreté.

Toute femme, avons-nous dit, qui jouit d'une bonne santé et dont les conditions de vie sont dans un état satisfaisant, doit allaiter elle-même son enfant.

Une femme, au contraire, mal conformée, avec une poitrine étroite, faible, anémique, rachitique, scrofuleuse ou phthisique ne doit pas allaiter son enfant.

Produit d'un sang vicié, pauvre et malade, le lait est une liqueur qui contient à l'état fluide les matières d'un sang pauvre des tissus malades de la mère; les organes et les tissus du corps de la mère étant altérés ou malades, le sang ne peut que le devenir, et par conséquent fournir un lait dont les qualités ne feraient qu'altérer et détériorer de plus le sang et les organes de l'enfant.

C'est dans ces cas seulement que le père et la mère doivent recourir aux services d'une nourrice.

Dans des cas pareils, l'air pur de la campagne est beaucoup plus préférable à l'enfant et à la nourrice elle-même que celui des villes; et la nourrice qu'on choisira doit être :

1° Dans la force de l'âge, sans être trop jeune ni trop âgée;

2° On doit préférer une femme robuste à une nourrice chétive et délicate ;

3° Les mamelles de la femme ne doivent pas être trop grandes et chargées de graisse.

Un sein ferme, arrondi, qui se gonfle facilement par la quantité du lait qu'il amasse et qui se réduit beaucoup après la succion de l'enfant, des mamelons réguliers, ni trop grands ni trop petits, conoïdes de forme, sont les conditions qu'on doit exiger d'une bonne nourrice.

*

IX

Quand on ne veut pas ou que l'on ne peut envoyer son enfant à la campagne et que l'on est obligé d'avoir une nourrice chez soi, on doit faire examiner et très-attentivement les deux mamelles de la nourrice et son lait, car le lait d'une femme de campagne et à la campagne possède des qualités que ne peut avoir celui des femmes des villes, attendu que les conditions de vie y changent complètement.

Toute chose égale d'ailleurs, on doit préférer une nourrice brune aux blondes, blanches et lymphatiques et voir surtout s'il n'existe pas des cicatrices de scrofules à son cou.

On doit examiner le gosier et l'intérieur des narines pour s'assurer qu'il n'y existe pas des traces de syphilis.

On doit ouvrir et examiner très-attentivement toutes les deux mamelles, car plus d'une fois il arrive qu'un seul de ces deux organes, étant apte à la lactation, l'autre au contraire, mal conformé ou crevassé et ne pouvant pas fonctionner, le moindre accident arrivé au sein bon, priverait l'enfant de sa nourriture.

Le lait de la nourrice doit être d'un beau blanc, de consistance médiocre et légèrement sucré sans avoir un arrière-goût quelconque.

La nourrice doit être récemment accouchée, car le lait d'une femme accouchée depuis neuf à dix mois, est très-difficile à digérer par l'estomac d'un nouveau-né; avec un tel lait les digestions de l'enfant deviennent difficiles, il produit des dyspepsies graves, souvent la fièvre et des congestions vers la tête du nouveau-né.

Le médecin doit examiner avec beaucoup d'attention la qualité du lait et l'état de la nourrice, afin qu'une grossesse ignorée ou cachée ne soit la cause de la ruine de la santé de l'enfant.

X

Chez beaucoup de dames des villes, le mamelon est tellement refoulé dans la glande mammaire et aplati par la compression que le corset ou un corsage mal confectionné et très-étroit avait exercée, qu'il leur devient impossible de donner leur sein à leur nourrisson; et la pauvre créature s'épuise en vains efforts sans pouvoir obtenir le lait qu'il lui faut pour calmer sa faim et sa soif. On doit remédier à cet inconvénient bien avant l'époque de l'accouchement par une succion lente et modérée exercée par une femme ou un enfant de neuf à dix ans; succion qui pourrait donner peu à peu la saillie convenable au mamelon et ainsi faciliter l'allaitement.

Il survient quelquefois, pendant l'allaitement, de petites ulcérations très-douloureuses sur le mamelon qui incommodent beaucoup la mère ou la nourrice, surtout lorsqu'elles veulent donner à téter. Ces ulcérations ou gerçures peuvent être guéries par la pommade suivante :

Rp. Magister de bismuth, gram. 1
Onguent simple, gram. 22
Mêlez exactement.

Ou bien avec l'huile suivante :

Rp. Huile de cade, gram. 5
Huile d'amandes douces, 9
Glycérine, 15
Mêlez.

On lave le mamelon avec une infusion de sureau, on l'essuie et l'on met de cette pommade ou de l'huile le matin, à midi et le soir.

XI

La mère ou la nourrice, au lieu de deux repas habituels, doivent en faire quatre et même cinq par jour, deux seuls ou trois repas sont insuffisants pour la double dépense qu'elles font en donnant du lait à leur nourrisson.

Les aliments doivent être substantiels, abondants sans jamais aller jusqu'à l'excès et sans être indigestes; point d'épices, très-peu de vin coupé et peu de café, surtout pas de café au lait dans les climats chauds et dans les villes populeuses.

La nourrice doit s'abstenir des acides en général : oranges, fruits aigres, salades, et des végétaux crus ; son lait s'altère facilement par ces substances et produit des flatulences, des coliques et la diarrhée à son nourrisson.

Au soir elle ne doit prendre qu'une bonne tasse de bouillon de viande avec une tranche de pain ; elle doit être tranquille en son moral comme en son physique, et éviter autant que possible toute émotion.

Pendant les six premiers mois la croissance de l'enfant se fait avec régularité et uniformité : tous ses organes croissent et s'habituent peu à peu à leur nouvelle vie; mais nous devons répéter que toute émotion, toute violente commotion, toute peine, toute souffrance physique ou morale de la mère ou de la nourrice peuvent altérer à tel point leur lait que quelques heures après avoir allaité, l'enfant commence à être mal à son aise, il est agité quelquefois et même pris de convulsions.

C'est pour cela que toute femme qui allaite doit éviter, et autant que possible, toute émotion, surtout pendant la période de la première enfance, époque à laquelle tout l'organisme marche vers son développement, et si l'enfant mange un lait altéré, le développement de ses organes sera plus ou moins entravé : cause première de la ruine de sa santé!

Quand la mère ou la nourrice se trouvent, par accident, sous l'influence d'une émotion vive, elles doivent évacuer le lait que contenaient leurs mamelles, et ne donner à téter à leur nourrisson qu'après une heure et demie que le calme est rétabli chez elles.

XII

ALLAITEMENT, BIBERON.

La mère, ne pouvant pas, par les diverses circonstances que nous venons de noter, allaiter son enfant, et les moyens ne lui permettant pas d'avoir chez elle ou à la campagne une nourrice, doit recourir au biberon, malgré les dangers de ce procédé; et cependant que faire?

Tout le monde connaît aujourd'hui les biberons; on en fabrique de toutes les formes, car pour le malheur de la première enfance, leur emploi est partout généralisé et même un très-grand nombre de fois sans aucune nécessité.

Le lait qu'on doit employer est celui de vache, vu que celui des chèvres est tout ce qu'il y a de plus malsain en Égypte, de plus indigeste, étant et le plus altéré et le moins nourrissant, par les immondices que ces malheureuses bêtes dévorent dans les rues des villes et aux dépôts de toutes immondices qu'elles parcourent toute la journée.

Pour les jeunes enfants on doit couper le lait de vache avec un peu d'eau panée et ne le donner tout à fait pur que lorsqu'ils sont un peu plus avancés en âge.

On ne doit préparer le lait de l'enfant pour le biberon qu'en petite quantité et au fur et à mesure que l'enfant en sent le besoin. Toujours en petite quantité et pour le besoin du moment, on doit le rendre tiède et le sucrer un peu.

Lorsque l'enfant commence à grandir et à sentir le besoin d'une nourriture plus substantielle, vers son sixième mois, par exemple, on doit joindre à sa nourriture ordinaire de lait, de la bouillie faite avec un peu de semoule ou de tapioca bien cuit dans des bouillons légers de viande sans graisse, et cela tant pour mieux nourrir l'enfant que pour accoutumer son estomac à une alimentation plus régulière et le préparer en même temps au sevrage.

XIII

On doit nourrir l'enfant exclusivement de lait jusqu'à l'apparition de ses premières dents, c'est-à-dire jusqu'à son septième ou huitième mois. Dès cette époque on doit joindre à sa nourriture ordinaire de petites bouillies et des bouillons de viande ainsi que nous venons de le dire. On ne doit prolonger l'allaitement au delà de onze à douze mois, car cette époque passée, la lactation pourrait compromettre les fonctions digestives de l'enfant et détériorer sa santé, surtout dans les climats chauds.

Sous prétexte de calmer les enfants, les nourrices font prendre le sein à tout propos et gorgent de lait leurs nourrissons. Cette mauvaise habitude est impardonnable. En s'empressant trop de satisfaire par le sein à tous leurs cris, outre que les enfants deviennent capricieux et prennent des habitudes et des désirs impérieux dont on n'aurait qu'à se repentir après, il se fait aussi dans l'estomac de l'enfant, par les grandes doses de lait qu'il avale, de mauvaises digestions qui ruinent les nerfs de cet organe et pervertissent la nutrition générale.

On doit donner le sein à l'enfant moins souvent ou moins longtemps chaque fois, dès qu'on voit qu'il rejette une partie du lait qu'il venait de manger; chez les enfants à la mamelle les vomissements indiquent toujours une perversion dans les fonctions de l'estomac et sont les précurseurs d'un état maladif.

Les premiers jours, on doit donner à téter au nouveau-né toutes les heures et demie; au deuxième mois toutes les trois heures et pendant la nuit ne lui donner le sein qu'une seule fois ou deux tout au plus. Dans les deux premiers mois, avons-nous dit, l'enfant ne fait que dormir, sa faim et sa soif apaisées, de sorte qu'il peut très-vite prendre l'habitude de ses heures de nourriture et rester tranquille pendant que la mère, de son côté, trouve dans son sommeil et le repos, les éléments nécessaires pour réparer les pertes qu'elle avait faites par les fatigues de la journée.

XIV

Le larynx et les poumons des enfants, avons-nous dit, n'ayant pas encore la capacité nécessaire pour produire une chaleur suffisante pour les besoins de l'organisme en conflit continuel avec la température du milieu ambiant, sont sujets à des maladies graves, qui sont la conséquence de refroidissements dus à l'usage meurtrier, que les parents ont actuellement admis comme mode, de laisser promener leurs enfants le cou, les épaules, les jambes et les bras nus, et quelquefois dans l'idée de fortifier leur constitution et développer leurs forces.

Parmi ces pauvres créatures qui meurent dans l'âge de deux mois à deux ans, soit en hiver soit en été, en été surtout que les matinées et les soirées sont d'une fraîcheur plus d'une fois extraordinaire, la plupart meurent par les refroidissements et les maladies qui en dérivent; c'est en été que les angines, les croups, et les pneumonies des enfants exercent leurs ravages en Egypte.

XV

L'enfant croît avec une certaine uniformité et régularité jusqu'à la fin du sixième mois.

Le septième, une première évolution se présente; les organes de la tête, et particulièrement la bouche, deviennent le siége d'une exaltation caractéristique; les mâchoires surexcitées se gorgent de sang, se tuméfient et peu à peu s'allongent pour pouvoir loger les premières dents qui doivent bientôt paraître; le sang de ces parties devient plus plastique et y est plus abondant ; c'est pour cette raison que l'on voit se développer, par le moindre refroidissement, l'ophthalmie catarrhale, une laryngite ou une bronchite ayant pour cause ce même travail de la dentition.

Les vomissements et la diarrhée sont chose commune mais que le médecin doit combattre avec attention et prudence, car en voulant suspendre ou diminuer la diarrhée, il pourrait survenir des convulsions si l'enfant est fort, très-développé pour son âge et porte les signes d'une grande richesse de sang. C'est dans cette époque qu'une ou deux petites cuillerées à café d'huile de ricin fraîche pourraient nous rendre des services vraiment incontestables. — Cette huile mêlée avec un peu de sirop de fleurs d'oranger, non-seulement diminue ces congestions vers la tête, si elles sont fortes, ainsi que le mouvement fébrile qui en dépend, mais encore, en évacuant le tube intestinal de l'enfant, en diminue l'excitabilité ainsi que la diarrhée qui en est la conséquence.

CHAPITRE X

DE LA SECONDE ENFANCE

I

Après ce travail de la première dentition, travail très-important et très-sérieux pour tous les enfants, *la seconde enfance commence* : c'est la période durant laquelle les métamorphoses matérielles de tous les organes et de tous les tissus marchent avec une énergie et une rapidité égales jusqu'à la fin de la septième année, époque à laquelle commence la jeunesse proprement dite.

Pendant la première et seconde enfance, comme le besoin de nourriture devient très-impérieux, aussi le mode d'alimentation a la plus grande influence ; car c'est pendant cette période de la vie qu'on voit surgir les nombreux vices de conformation, tels que : le ramollissement des os, les affections rachitiques, les scrofules et autres dyscrasies semblables, à la production ou à l'entretien desquelles, outre l'hérédité, et certaines conditions physiques, la mauvaise nourriture aussi tient la première place comme élément producteur.

Nous savons que dans tous les climats tempérés, le développement de l'organisme entier et son accroissement est plus prompt et plus favorisé que sous l'influence d'une chaleur excessive, d'un climat chaud et d'un sol bas et humide.

L'humidité, le défaut de grand air et de lumière, surtout pendant l'enfance, produisent toujours et partout les germes des maladies que nous venons de noter et en favorisent le développement.

Les vices de conformation, le ramollissement des os, le rachitisme, les scrofules, les tubercules, etc., résultent d'un trouble profond de la nutrition.

Les mauvaises conditions de vie physiques, telles que l'encombrement, le manque de soleil et de grand air, l'humidité, le froid continu, les vêtements insuffisants, etc., pervertissent toutes les fonctions des organes et ruinent les forces de la vie.

II

De tout ce qu'il vient d'être dit on peut facilement comprendre que l'alimentation des enfants surtout ne doit être ni très-abondante et exagérée, ni insuffisante pour le développement de leurs organes et de leurs forces : exagérée, elle fatiguerait et ruinerait par conséquent les forces digestives de leur estomac, et des dyspepsies, des coliques et des diarrhées en seraient la conséquence; insuffisante et ne pouvant pas subvenir aux dépenses de l'organisme ni aux besoins impérieux des tissus et des organes, elle suspendrait tout développement ultérieur et l'accroissement de l'enfant serait entravé, perverti et ruiné.

Nous en avons assez dit sur la mauvaise nature de la nourriture; mais ce que nous ne devons point oublier, c'est que les mères ou les nourrices donnent plus d'une fois, et à leur insu, le plus mauvais lait à leurs nourrissons. Pour les calmer ou pour ne pas entendre leurs cris, elles leur mettent le sein à la bouche et les gorgent continuellement de lait; le sein ainsi vidé et revidé dans la journée et la nuit n'a plus le temps nécessaire, ne peut plus élaborer et donner qu'un lait altéré, de mauvaise qualité et tout à fait séreux et qui non-seulement ne peut plus nourrir l'enfant, mais encore produit des indigestions, des dyspepsies et des diarrhées qui deviennent à leur tour les causes de maladies plus sérieuses : et voilà de quelle manière le meilleur lait même devient une nourriture malsaine et malfaisaisante.

C'est pour ces raisons qu'une mère, si elle tient à rendre ses enfants forts et vigoureux, doit régler leur nourriture, quand ils sont encore à la mamelle et leurs repas jusqu'à la 7e année; époque à laquelle l'accroissement commence à se faire avec plus de tranquillité et où la vie acquiert son rhythme normal.

III

L'encombrement ou plutôt l'air confiné et vicié détruit la formation du sang de l'enfant; le manque de soleil et de grand air avec l'humidité rabaissent et détruisent les forces de sa vie.

Nous devons mettre dans la même catégorie l'insuffisance des vêtements, les refroidissements, un exercice insuffisant ou excessif et toute cause enfin qui produit l'affaiblissement. et la diminution des forces vitales.

Dès le commencement du septième mois on doit habituer l'estomac de l'enfant à de petites bouillies, au bouillon de viandes très-léger deux fois seulement par jour : le matin et le soir, dans la première semaine; trois fois par jour les semaines suivantes jusqu'au neuvième et quatre fois seulement le sein; au onzième mois, cinq fois par jour son petit bouillon avec de la mie de pain et trois fois le sein; au douzième, on y ajoute de petites croûtes de pain, un œuf, si l'on veut, et un peu d'eau sucrée cinq à six fois dans les 24 heures et deux fois seulement le sein.

On ne doit jamais donner à l'enfant des douceurs, telles que : gâteaux, biscuits, surtout pendant la durée de l'allaitement; toutes ces choses troublent la digestion et font naître des maladies graves ou des prédispositions à des maladies qui ruineraient les forces digestives et la constitution de l'enfant.

IV

On ne doit pas prolonger l'allaitement au delà du douzième mois, surtout dans les pays chauds, car, outre que le lait devient une nourriture insuffisante pour l'âge et l'état des forces de l'enfant, il commence aussi à fatiguer, à énerver les fonctions digestives de son estomac qui veut une nourriture plus excitante et en même temps plus substantielle et plus facile à digérer.

Le lait seul comme nourriture ou mêlé au café énerve les forces digestives et paralyse les mouvements de l'estomac. L'habitude du café au lait, très-bonne d'ailleurs pour la vie des campagnes où l'on peut tout digérer, devient très-nuisible non-seulement aux enfants mais encore pour les grands et surtout pour les dames, dans les villes, particulièrement dans les climats chauds où les conditions de vie changent complétement. Un œuf à la coque et un peu de pain ou bien une petite tasse de café noir, de l'excellent café que nous avons en Égypte, avec une tartine au beurre frais, constitue la meilleure nourriture matinale et un excellent déjeuné.

Ainsi familiarisé peu à peu avec une autre nourriture que le lait, l'enfant peut être facilement privé du sein pendant deux ou trois nuits. Dans la journée on ne lui présentera le sein que deux fois dans les deux derniers jours et le troisième on met autour du mamelon une substance amère quelconque : une solution de quinine, et l'enfant est sevré.

V

RÉGIME APRÈS LE SEVRAGE.

Les aliments de l'enfant après le sevrage doivent être pris de la nourriture de la famille et ne doivent être que simples, nourrissants et d'une digestion facile.

Tout aliment de haut goût et épicé, les ragoûts avec diverses sauces doivent être complétement exclus de leurs repas.

Les enfants ont besoin de quatre et même de cinq repas par jour, car sans trop charger leur estomac, ils digèrent facilement les petites doses d'aliments qu'ils ingèrent.

On doit proscrire complétement les pâtisseries et les gâteaux qui, sans favoriser la nutrition générale, ruinent les forces digestives de leur organisme.

Outre les trois principaux repas, composés de bouillons de viande et d'un peu de viande bouillie ou rôtie, à dix heures du matin et à quatre de l'après-midi, on peut leur donner une tartine ou tranche de pain recouverte de beurre ou de gelée de pommes ou de coings; ces gelées sucrées augmentent la quantité des sucs digestifs de l'enfant et facilitent leur digestion.

VI

INCOMMODITÉS DES MÈRES APRÈS LE SEVRAGE.

Chez très-peu de femmes le lait tarit de lui-même dès qu'elles ne donnent plus le sein à leurs enfants;

chez le plus grand nombre les mamelles se gonflent, elles deviennent dures et douloureuses.

Aussitôt que cet état du sein commence, la femme doit se mettre à la diète : manger peu, s'abstenir complétement de vin et se purger deux et même trois fois, avec la limonade purgative de Rogé ou avec une demi-once de sulfate de potasse pris au matin dans de l'eau et une demi-once au soir.

En même temps elle doit se couvrir le sein avec du coton ouaté pour éviter le moindre refroidissement et par de petites doses d'infusions de fleurs de tilleul chaudes activer autant que possible la transpiration. Ces moyens seuls réussissent presque toujours pour détourner le lait sans aucun accident fâcheux.

Les femmes fatiguées ou épuisées par la lactation, ayant besoin de se reconstituer les forces, doivent aller respirer l'air pur, le grand air de la campagne ou du moins sortir chaque jour pour aller remplir leurs poumons du grand air des jardins, et en même temps employer la solution de pyro-phosphate de fer de Leras : préparation ferrugineuse excellente qui, sans fatiguer l'estomac, reconstitue le sang et la force des tissus et des organes avec beaucoup de succès.

CHAPITRE XI

DE LA JEUNESSE PROPREMENT DITE.

I

Le travail de la première dentition terminé, les forces vitales de l'enfant reprennent un nouvel élan et toutes les parties de son corps se développent et grandissent avec une rapidité égale jusqu'à la fin de la septième année, terme de la seconde enfance et époque à laquelle la composition matérielle de tous les organes, de tous les tissus, est affermie et où l'esprit devient apte à acquérir certaines connaissances qui doivent servir de bases à l'entendement du jeune adolescent.

La seconde enfance se signale par la chute successive des premières dents et par l'évolution correspondante des secondes. A cette période de la vie, avons-nous dit, les forces vitales de l'enfant reprennent un nouvel élan et donnent une grande impulsion au développement complet de tous les tissus et organes; c'est le commencement de la première jeunesse qui s'étend jusqu'à treize ou à quatorze ans pour les garçons et à dix ou à onze pour les filles. Dans cette période les forces de la vie préparent l'état permanent de tous les organes et de tous les tissus du corps de l'individu.

A cette époque, la taille s'élance, les os acquièrent leur longueur et leur solidité et toutes les formes du corps, en perdant graduellement leur mollesse enfantine, gagnent plus de consistance et de fermeté.

L'allongation de toutes les parties du corps ne commence à avoir lieu qu'à douze ou à treize ans, époque à laquelle la faculté générative reçoit sa grande impulsion et se développe : c'est l'adolescence ou la jeunesse proprement dite ; elle est intermédiaire entre la seconde enfance et l'âge adulte.

II

En général, on sait que dans les climats tempérés l'adolescence fait son apparition beaucoup plus tôt que dans les climats froids ; elle débute à onze ou douze ans chez les jeunes filles et à quatorze chez les garçons ; elle se termine pour les uns à vingt-cinq environ et pour les autres à vingt ou à vingt-et-un. Mais dans les climats chauds, en Egypte, par exemple, les filles sont souvent nubiles à neuf ans, et les garçons à douze ou treize ; cependant, n'oublions point que, même dans ces climats et sous toutes les latitudes, l'exposition au midi, une situation de sol élevée, l'influence d'un air vif et pur, les bonnes conditions de vie, un exercice modéré, l'absence de toute cause d'épuisement des forces organiques, favorisent et hâtent l'apparition de l'adolescence, tandis que les circonstances opposées : une habitation exposée au nord, basse, humide ; l'air vicié, la misère, les travaux excessifs, les fatigues continues, les privations et la mauvaise nourriture retardent au contraire ou rendent très-lent le développement de cette période de la vie.

Dans l'adolescence est achevé et perfectionné le développement des organes génitaux ; les organes de la respiration et ceux de la voix acquièrent leur perfectibilité, comme aussi ceux de l'intelligence commencent à se développer rapidement, et ainsi l'organisme entier remplit au complet toutes les fonctions avec plus d'énergie, de puissance et de vigueur.

C'est pendant toute cette période de la vie qu'on doit concentrer toute son attention à ce que rien ne trouble ni ne pervertisse ce travail des forces de la vie des jeunes adolescents ou bien ne les exaspère ou les flétrisse attendu que, de la régularité et de l'harmonie de la nutrition et de la dénutrition, c'est-à-dire des dépenses et des recettes des matériaux de l'organisme dépendront en grande, en très-grande partie même, la solidité de structure et l'énergie d'action de tous les organes, et par suite l'exécution puissante, vigoureuse et durable de toutes les fonctions de la machine vivante.

III

La seconde dentition est à peine terminée que les forces vitales de l'individu reprennent un nouvel élan et donnent une nouvelle impulsion, nous l'avons déjà dit, à l'organisme entier, mais cette impulsion se porte particulièrement au système nerveux des sens, au cerveau et au système rachidien ; impulsion qui, de ces centres, retentit immédiatement aux organes génitaux, jusqu'alors demeurés inactifs et presque oubliés. Ces organes commencent à se mouvoir ; ils se développent promptement, se gonflent et se disposent à agir.

Vers la région pubienne, des poils commencent à paraître de même qu'à la partie inférieure du visage et à la poitrine chez l'homme, pendant que la matrice chez la fille, pénétrée d'une grande quantité de sang, se développe et acquiert avec les ovaires les dimensions nécessaires pour leurs futures fonctions ; les mamelles se gonflent à leur tour, elles s'élèvent en globes et acquièrent un volume plus ou moins considérable.

IV

PÉRIODE DE L'ADOLESCENCE.

Sous l'influence d'une excitation plus ou moins grande, plus ou moins persistante du système nerveux des sens ou céphalo-rachidien, les organes génitaux des deux sexes éprouvent un certain accroissement d'énergie, plus ou moins grand et plus ou moins durable ; excitation qui retentit à tout l'organisme et qui devient le travail le plus important et le plus considérable de la vie de l'adolescent.

A l'époque qui nous occupe, les dépenses des matériaux de la machine vivante deviennent grandes : dépenses encéphaliques par la sensibilité des impressions, par l'ardeur des désirs de cet âge et les grands mouvements des centres nerveux et des organes, par les mouvements par conséquent du cœur et de la circulation du sang ; dépenses pour le développement des organes génitaux et pour l'achèvement de l'accroissement du corps ; dépenses, disons-nous, qui exigent une réparation analogue pour suffire aux besoins de tous les tissus et de tous les organes du corps humain. Aussi les organes digestifs redoublent d'activité et d'énergie afin de pouvoir suffire à la dépense de tant de matériaux, mais malheur à l'estomac, cette chaudière de la machine vivante qui, souffrante et incapable, ne peut supporter ni élaborer convenablement les matériaux nutritifs qu'elle reçoit pour les transformer et les transmettre, élaborés et assimilés, au sang et par suite aux tissus et aux organes qui subissent de telles dépenses.

V

Plus d'une fois, à un âge peu avancé et précoce, certaines idées commencent par troubler l'esprit du jeune adolescent, et peu à peu le dominent au point de devenir l'objet exclusif et continuel de ses désirs. Et en effet, un grand nombre d'enfants montrent dès leur jeune âge, surtout dans l'état actuel de la civilisation moderne, des penchants singuliers, certaines prédispositions morales et instinctives que l'hérédité, comme le dit le docteur Acton, peut seule expliquer chez des êtres dont les impressions extérieures, l'éducation ou le mauvais exemple n'ont pu encore ni modifier ni dépraver l'esprit.

Ainsi se transmettent, dit ce savant docteur, et s'expliquent ces effrayants instincts matériels qu'on voit se transmettre et se reproduire de génération en génération, avec un penchant violent presque irrésistible.

En parlant de l'hérédité, nous avons vu que toute maladie morale, une fois incarnée, se transmet à la progéniture aussi bien que toute affection de maladie. « Dans l'état actuel de la civilisation moderne, dit le même savant, les tentations ne manquent point tant pour les hommes que pour les enfants ; produits d'un raffinement énervant et maladif, plus d'une fois les enfants ressentent, dès leur plus bas âge, des sensations précoces, plus d'une fois satisfaites par les vices les plus monstrueux, la masturbation. »

Ainsi les organes génitaux des deux sexes deviennent le siége d'une exaltation précoce; exaltation qui a son premier mobile dans le cerveau et qui porte le jeune adolescent à les exciter davantage pour se procurer des plaisirs solitaires; plaisirs qui deviennent une cause puissante de détérioration des forces digestives de l'estomac et de la ruine des forces de la vie par la dépense immodérée qui s'y fait; car à mesure que cette excitation des organes génitaux se prolonge et devient fréquente, les forces nutritives se relâchent et dépérissent parce que toute force va se concentrer sur les parties génitales mises continuellement en suraction.

Ainsi le reste du corps s'affaiblit, s'énerve et peu à peu dépérit, non-seulement par les pertes immenses que l'organisme subit : pertes de la liqueur séminale, un des plus hauts produits de la vie, pertes de la puissance nerveuse, etc., mais encore par les excitations lentes et profondes qui se développent dans le cerveau et les autres centres nerveux : d'où la mélancolie, les spasmes cloniques, les convulsions épileptiformes, l'épilepsie, les manies, la folie et les paralysies chez les adolescents; l'hystérie, la chorée, la nymphomanie et les accès de folie maniaque chez les filles.

« Chez les enfants, dit Lallement, cité par le Dr Acton, ce n'est point la perte de la liqueur séminale qui peut produire les effets habituels de la spermatorrhée, mais les phénomènes destructeurs dépendent de l'influence exercée sur le système nerveux par l'ébranlement nerveux épileptiforme qui suit, chez les sujets jeunes et sensibles, la surexcitation, le chatouillement ou les affections spasmodiques, et qui occasionne une perte considérable de puissance nerveuse et qui peut amener dans tout l'organisme une perturbation suffisante pour donner quelquefois même la mort. »

VI

Ces malheureux jeunes enfants commencent par devenir pâles, ils maigrissent peu à peu et leurs traits sont plus ou moins contractés. Ils ont les yeux cernés, abattus; leurs mains sont pour la plupart froides et toujours humides; tous les mouvements de leur corps sont lents pendant que leur sommeil est agité, court et interrompu. Peu à peu des symptômes nerveux apparaissent et des mouvements convulsifs partiels ou généraux éclatent si les parents n'y prennent garde et s'ils ne parviennent pas à prendre les mesures nécessaires pour les arracher à cette terrible passion.

Si cet affreux vice est abandonné à temps ou bien s'il n'a pas été longtemps pratiqué, les forces vitales du jeune adolescent peuvent, dans un temps plus ou moins long, avec une vie régulière, avec les analeptiques et une gymnastique réglée, réparer le mal porté même sur les centres nerveux; mais si l'enfant continue et persiste à paralyser, à désorganiser l'essence, pour ainsi dire, de son existence par ce vice affreux, les suites en seraient terribles tant pour l'enfant que pour ses parents.

Chez la femme, la perte des ovules, quoique fréquente et cataméniale, ne produit jamais les pertes que produit le sperme chez l'homme. Produit des plus hautes fonctions de la vie morale et physique, de tous les tissus et organes, de tous les centres de la vie de l'individu, la semence renferme en elle la plus grande partie des forces de l'organisme humain; forces dont les pertes produisent la perte de l'organisme lui-même.

Il est de toute nécessité et de la dernière importance de donner à l'esprit du jeune adolescent une tout autre direction dans ses idées, pour le faire sortir complétement de ses habitudes journalières. Les divers jeux gymnastiques, l'équitation, la natation pendant l'été, les divers exerçices gymnastiques sont les meilleurs moyens, surtout s'ils sont méthodiques et réglés; on peut les pousser même loin sans cependant fatiguer trop l'enfant.

VII

Révérés des anciens les jeux gymnastiques faisaient la base de l'hygiène de ces temps-là; ils avaient pour but principal de donner plus de force à tous les mouvements du corps, de contribuer à la santé et de favoriser son rétablissement. C'est aux exercices gymnastiques que nous devons, non-seulement les différents mouvements de nos expressions, tels que : la parole, le chant, la déclamation, l'agilité de nos doigts sur les instruments, celle de nos pieds dans les courses, les sauts, etc., etc., mais encore tout ce qui se rapporte à la sensibilité active de nos sens.

Les divers exercices gymnastiques donnent à

l'esprit de l'adolescent une tout autre direction et l'excitation générale qu'ils produisent devient avantageuse, non-seulement pour détruire les tristes et funestes effets du vice qui nous occupe, mais aussi, en fortifiant les tissus et les organes énervés du corps, donnent une forte impulsion au développement de tous les muscles en général et au cœur en particulier qui, par sa régularité et sa force, ne pourrait que donner au cerveau et aux autres centres nerveux, un sang plus sain et capable d'entretenir convenablement et normalement la substance de ce réceptacle des pensées humaines, de ce laboratoire de l'âme.

Toute chose égale d'ailleurs, l'excitation générale que produit la gymnastique est avantageuse même dans les scrofules, le rachitis, la chlorose et l'anémie, dans la convalescence des maladies graves, et, en général, dans tous les états morbides caractérisés par la privation ou l'altération de la partie rouge du sang (Bouvier).

Nous recommandons aussi le bain à l'éponge comme un moyen de propreté et nous le regardons comme une nécessité absolue pour l'enfant aussitôt qu'il entre en sa cinquième ou sixième année. Tonique et fortifiant, le bain à l'éponge devient aussi un moyen grandement prophylactique contre le malheureux vice qui nous occupe.

« On ne saurait trop recommander, dit le Dr Acton, l'emploi du bain à l'éponge comme moyen hygiénique contre la masturbation ; il est à la portée de tout le monde et c'est un des plus utiles moyens pour la santé des enfants. »

Quelques litres d'eau dans un bassin large, une éponge grosse pour contenir assez d'eau, c'est tout l'appareil. Pendant trois ou quatre jours on se servira d'eau un peu tiède, on en abaissera la température au quatrième jour, et au cinquième on se servira de l'eau à la température ordinaire. L'enfant assis dans le bassin, ses pieds en dehors, et l'éponge chargée d'eau, on commence par éponger très-vivement son dos, la poitrine, l'abdomen et les cuisses; l'enfant se lève debout dans le bassin, on frotte ses jambes et ses pieds; on le fait immédiatement sortir du bassin, en ayant soin de l'essuyer fortement avec des serviettes, on l'habille et on le laisse courir.

CHAPITRE XII

MATURITÉ.

VIII

La période de maturité commence à la puberté, c'est-à-dire, aussitôt que les organes génitaux du jeune adolescent et de la jeune fille sont aptes à produire, et s'étend, chez l'homme, entre cinquante et cinquante-cinq ans et chez la femme entre quarante-cinq et cinquante : c'est l'âge viril ou adulte. C'est au commencement de cet âge que les défauts d'un enfant mal élevé éclatent et que les erreurs entraînent, plus d'une fois, au développement de maladies dont les germes avaient, pour ainsi dire, dormi jusqu'alors.

Cette première époque passée, l'âge adulte présente le degré de structure le plus parfait et le plus favorable à la santé, car tous les organes et tous les tissus de l'organisme, étant arrivés au degré de perfection et de force compatible avec les forces vitales de l'individu, fonctionnent avec toute la puissance que comportent la constitution du corps et l'harmonie qui résulte des dépenses et des recettes de l'organisme dans son échange de matières.

L'accroissement en hauteur de l'homme est terminé à 24 ans comme celui de la femme à 20; mais jusqu'à quarante, la nutrition s'opérant bien, l'épaisseur et la densité du corps continuent à augmenter, et tout accroissement est à cet âge tout à fait terminé.

IX

A cet âge, l'homme possède toute la plénitude des facultés que son organisation et son éducation physique et morale lui départirent; il arrive ainsi au sommet de l'échelle, comme dit le professeur Begin, d'où il doit redescendre bientôt du côté opposé.

« La peau, dit ce savant docteur, perd de son éclat et commence à se flétrir; les chairs deviennent moins fermes, moins élastiques; les poils blanchissent, la tête se dépouille souvent vers le sommet; les muscles deviennent moins puissants, moins aptes à soutenir de violents efforts; les dents usées par le frottement qu'elles exercent les unes sur les autres, aussi bien que par le long exercice de la mastication, sont en partie dénudées à leur base par les gencives et moins solidement retenues dans leurs alvéoles; elles vacillent ou tombent avec une rapidité variable; les organes génitaux deviennent graduellement moins excitables et sont le siége de besoins moins pressants, moins fréquemment renouvelés et n'exercent plus leurs fonctions avec autant de promptitude et de facilité...

Tout annonce, à la fin de l'âge adulte, la décadence déjà commencée de l'organisation animale et le prélude de la vieillesse. »

« Mais le vieillard, dit le docteur Moleschott, est riche de sa vie passée. S'il s'assimile moins de matériaux nutritifs dans le présent, l'expérience le pare de sa précieuse couronne. Les fruits mûrs qu'il a recueillis pour lui et pour les autres, réjouissent les dernières années de sa vie.

X

Nous avons vu que tous les changements qui se sont opérés dans la machine vivante, pendant les passages d'un âge à l'autre, dans les divers états de la vie, n'ont eu lieu que par des évolutions spéciales, et que toutes ces évolutions que nous venons de décrire se sont succédé l'une après l'autre à des époques toujours fixes et déterminées : l'évolution, par exemple, de première dentition (première enfance), l'évolution de seconde enfance, celle de l'adolescence, c'est-à-dire, du perfectionnement des organes génitaux et respiratoires, etc., et que chacune de ces évolutions n'a pu avoir lieu que par le moyen d'une exaltation dans les forces vitales de telle ou telle partie du corps à des époques déterminées de manière que, les forces organiques, arrivées peu à peu et successivement à leur apogée, poursuivent, pour un certain laps de temps, c'est-à-dire, pendant les 25 à 28 ans que peut durer l'âge adulte, tranquillement leur cours régulier, sans exaltation ni évolution apparente. Mais, insensiblement et sans la moindre secousse, une autre évolution, opposée aux premières, à celle des premiers âges, commence à se produire ; évolution qui a son point de départ dans la décombinaison d'une très-grande partie des matériaux de notre corps.

XI

VIEILLESSE.

Durant toute la période de l'âge adulte et de maturité, les dépenses de l'organisme égalant les recettes, la décombinaison des matériaux ayant le même niveau que la combinaison, la nutrition composait ce que la dénutrition faisait perdre à l'organisme de l'homme et les matériaux de la machine vivante se trouvaient toujours en équilibre ainsi que les forces des tissus et des organes en harmonie ; tandis que, une fois l'évolution de la décombinaison ou de la dénutrition commencée et les dépenses du corps excédant peu à peu les recettes, d'une manière insensible mais continue, tout commence dans l'organisme à perdre de sa puissance et peu à peu la vigueur avec les forces commencent insensiblement à décliner.

Les tissus commencent à s'altérer dans leur composition intime et dès lors une décomposition lente, graduée et régulière commence à s'y opérer.

Pour ce qui regarde la vieillesse, ce dernier âge des humains, le passage suivant de la plume du docteur Moleschott la dépeint de la manière la plus précise : « Avec la diminution de force de l'échange des matières, le flambeau de la vie baisse peu à peu. Toujours plus lentement la substance des organes digestifs passe dans le sang, et du sang au cerveau et aux muscles. Peu à peu l'activité s'arrête car tout ce qui vit porte en soit le germe de la mort. Ces mêmes lois de l'attraction qui, à chaque âge de la vie, modifient l'échange des substances, nous conduisent par un enchaînement nécessaire de la croissance à l'apogée, et de l'épanouissement à la ruine par la décomposition. »

« Non-seulement la graisse et l'eau disparaissent, mais les os eux-mêmes perdent de leur volume. Tandis qu'ils deviennent plus riches en chaux et plus pauvres en eau, toujours plus durs et plus fragiles, la peau se ride, les cartilages s'ossifient et le cerveau aqueux perd toujours plus de la graisse qui lui est si essentielle... »

« La mémoire s'efface, même pour les impressions de la jeunesse. Et si aux infirmités de l'âge se joint un affaiblissement des sens qui paralyse la pensée, trouble le jugement, anéantit la mémoire, alors le vieillard qui nous apparaissait naguère si vénérable dans la force avec laquelle il utilisait sa vie antérieure, nous offre l'image émouvante d'un enfant qui ne sait pas s'aider lui-même. »

XII

Les sujets adultes doivent user de tout ce qui est agréable avec modération et sans jamais en abuser, afin que les organes et leurs fonctions préservées d'excitations vives et d'exaltations répétées, puissent conserver pour longtemps l'intégrité de leur force et de leur puissance.

Plus l'homme avance dans l'âge qui nous occupe

et plus cette règle de conduite hygiénique devient de la dernière importance pour la conservation de sa santé et de ses forces. — Dans la vieillesse on doit redoubler de précautions pour que cette dernière période de la vie humaine soit le moins qu'il soit possible atteinte des influences climatiques et cosmiques du dehors; influences et causes qui pourraient, dans le cas contraire, rendre l'homme un fardeau insupportable même pour ses plus proches parents.

CHAPITRE XIII

DES MALADIES ENDÉMIQUES DE L'ÉGYPTE.

I

Par maladies endémiques ou endémies on entend les maladies qui sont propres à certains pays et qui règnent soit d'une manière continue ou à des époques fixes, soit sporadiquement et à des époques plus ou moins variables, soit enfin qu'elles prennent de temps à autre le caractère épidémique et déciment ainsi une partie de la population.

Dans l'état actuel des sociétés modernes que les espaces perdent de jour en jour de leur valeur, que les distances sont dévorées par la vapeur, que les communications tendent à acquérir des facilités fabuleuses et que le monde matériel commence à devenir trop petit pour l'immensité des travaux de l'intelligence humaine, les maladies de tous les pays commencent aussi à prendre une teinte plus ou moins générale, un caractère, pour ainsi dire, cosmopolite, à être partout les mêmes, avec la différence seulement qu'un très-petit nombre d'entre elles ne peuvent que conserver quelque chose qui leur serve de physionomie particulière de même que l'homme d'un climat froid, tempéré ou chaud ne cesse pas de porter sa physionomie propre climatique ; physionomie qui n'appartient, ainsi que nous venons de le dire, qu'aux influences du climat et du sol qu'il habite et qu'au genre de vie que l'individu mène.

Les fièvres intermittentes et rémittentes, les fièvres rhumatismales ou typhoïdes, les angines, les ophthalmies ou les maladies du foie, partout et toujours, ne se développent que chez les personnes qui ne savent pas se préserver des influences cosmiques du dehors ou ne peuvent pas, par une cause quelconque, éviter ces maladies ; avec la différence seulement que dans les climats froids, les fièvres, les ophthalmies, etc., sont moins fréquentes et déploient moins de gravité ; que les maladies du foie ne s'y présentent que sous de simples engorgements ; que dans les climats tempérés ces maladies, quoique plus fréquentes, ne portent pas pourtant ce caractère alarmant que nous les voyons prendre dans les climats chauds.

La plupart des maladies endémiques ont leur raison d'être dans des causes locales dont on peut facilement apprécier l'influence ; ces causes sont aujourd'hui tellement évidentes qu'aussitôt qu'on les détruit, qu'on les fait disparaître, on fait aussi disparaître complétement ces endémies, surtout d'un pays comme l'Egypte, réputé très-sain dès la plus haute antiquité, et qui, grâce aux mesures d'une hygiène bien comprise, prévoyante et sage de Son Altesse le

Vice-Roi régnant, va devenir, ainsi que nous le voyons, un des pays les plus sains.

Il est vrai que les changements si variés de température en Egypte et l'humidité qui règne dans certaines villes du littoral sont une des causes de la gravité de certaines maladies, mais nous devons aussi observer qu'une des causes, et la plus essentielle, c'est le genre de vie, soit des habitants, soit de ceux qui veulent et persistent à mener un genre de vie incompatible avec le climat et veulent continuer certaines habitudes et excès que le climat de leur pays, très-différent d'ailleurs, pouvait supporter, modifier ou rendre toujours victimes ces individus, par des maladies non point différentes , mais portées sur d'autres organes et tissus.

II

Toutes les maladies, partout et toujours, excepté les épidémies, qui ont la raison de leur développement dans des dispositions miasmatiques ou dans l'état hygrométrique et les diverses altérations de composition atmosphérique, toutes les maladies, disons-nous, sont le produit de notre organisation lorsque l'organisme vivant ne peut ou ne sait pas résister aux influences du dehors; car nous voyons que, même dans les épidémies les plus orageuses, il existe des organismes qui peuvent parfaitement résister sans en être atteints, puisqu'enfin tous les habitants d'une ville ne meurent pas d'une épidémie, quelle qu'elle soit.

Nous l'avons déjà dit et nous répétons que si l'on veut comparer l'état de santé générale en Egypte à celui des autres pays, même à ceux réputés pour la salubrité de leur climat, malgré les chaleurs du pays et l'humidité de quelques villes, on trouverait que dans ces derniers, certaines maladies, telles que : les méningites, les fièvres intermittentes et rémittentes, les pleurites, les pleuro-pneumonies, les phthisies et même les ophthalmies, sont beaucoup plus fréquentes, beaucoup plus graves et meurtrières qu'en Egypte.

III

On a de tout temps parlé des ophthalmies de l'Egypte sans que ces maladies, plus d'une fois funestes dans leurs suites, soient, à proprement parler, particulières en cette contrée.

Ces ophthalmies sévissent, avons-nous dit, dans nos considérations générales, avec la même gravité et la même étendue sur toutes les côtes de la Syrie, de l'Asie, de l'Afrique et des îles de l'Archipel. Ces ophthalmies n'ont jamais eu un caractère épidémique franc en Egypte ; elles sont endémisées et naturalisées, pour ainsi dire, par le mauvais régime, le genre de vie et la malpropreté des indigènes, par l'état constitutionnel et plutôt héréditaire des hommes du pays; car nous devons admettre que l'étendue et la gravité des maladies endémiques, comme disait le professeur Andral, sont en raison inverse du degré du développement moral et du bien-être physique répandus dans un pays.

On avait de tout temps dit, et l'on continue de répéter encore, que la cause principale des ophthalmies catarrhales, des ophthalmies purulentes, des fluxions, en un mot, des yeux, c'était l'humidité et la poussière fine du sable répandue dans l'atmosphère de l'Egypte. Mais nous observons que l'humidité d'Alexandrie est beaucoup plus grande que celle du Caire, et cependant les ophthalmies sont beaucoup plus communes, beaucoup plus intenses au Caire qu'à Alexandrie ; et ensuite, si c'était la poussière qui en fût la vraie cause, les habitants des campagnes y sont plus exposés que ceux des villes, et cependant ceux-là en sont exempts et n'en souffrent que rarement. Et puis, n'oublions pas que le peuple en souffre plus que les gens aisés, et la basse classe plus que les classes plus haut placées et les étrangers.

L'humidité contribue, c'est vrai, beaucoup, tant au développement des ophthalmies que des dyssenteries, mais cette cause n'est point simple ni la seule.

Sur toutes les côtes de la Syrie et de l'Egypte, il est, en effet, très-dangereux de dormir, pendant la saison des grandes humidités, exposé à l'air des soirées et des nuits ; car l'humidité du littoral, chargée de divers principes salins, contribue beaucoup à développer une excitation insolite, une démangeaison et puis la fluxion des membranes qui tapissent l'intérieur des yeux ; mais en même temps vient la nourriture des gens du pays qui, unie à l'humidité et aux principes salins dont l'atmosphère est toujours chargée, deviennent des agents puissants pour le développement de ces maladies.

Nous savons, d'ailleurs, que tous ceux des habitants du pays qui peuvent se procurer une alimentation et une habitation plus saines, des vêtements plus convenables et qui peuvent prendre quelques précautions contre les vicissitudes atmosphériques, se préserver du frais des matinées et du soir, se garantir de l'ardeur éblouissante du soleil pendant les jours de l'été, ont pu parfaitement modifier à leur avantage toute influence spéciale des localités qu'ils habitent.

Mais ceux des habitants qui ne veulent vivre que de légumes crus, d'oignons et de radis, de fruits verts et d'un fromage mal conditionné, ceux dont la nourriture ne se compose que d'un régime destructeur, régime qui ne peut que développer à la longue et entretenir au bas-ventre de tous ces gens-là une surexcitation qui, si elle ne peut déterminer des maladies intestinales sérieuses, telles que : diarrhées, dyssenteries, etc., se détourne des voies internes pour s'établir aux parties externes du corps où elle trouve un relâchement par la chaleur humide, ou une surexitation analogue par la lumière éblouissante d'un soleil ardent et où toute force de résistance est supprimée. Ces parties du corps, chez le peuple de l'Egypte, sont la peau et particulièrement la tête.

Nous savons que le peuple se fait raser la tête chaque semaine et même plus souvent. La plus grande partie des habitants, excepté les gens haut placés, se couvrent la tête d'une coiffure énorme très-chaude, par conséquent qui détermine vers cette partie de leurs corps et entretient une sueur abondante, pendant que la nudité de leurs jambes et pieds vient offrir son contingent pour chasser le sang vers les organes du ventre et vers ceux de la tête. Or, pour peu que cette partie, si échauffée et en pleine sueur, reçoive l'impression d'un coup de vent frais et en même temps humide, la transpiration se supprime, et les yeux, se trouvant la partie la moins résistante, la fluxion s'y établit et l'ophthalmie commence sa carrière.

L'air chargé de divers sels, l'humidité des habitations mal construites et où le soleil ne donne presque jamais, l'exposition subite de la vue à un soleil ardent et lumineux, le vice du régime, la transpiration incessante, sa suppression subite et une prédisposition transmise par l'hérédité, toutes ces causes concourent à entretenir chez les fellahs ces maladies des yeux jadis à peu près générales, mais aujourd'hui prodigieusement diminuées, grâce aux mesures d'une hygiène bien comprise, sous lesquelles la prévoyance toute parternelle de Son Altesse le Vice-Roi régnant a bien voulu soumettre la construction des rues de plusieurs villes, des places et des maisons du Caire actuel.

IV

Il existe en Egypte une autre endémie ou plutôt une incommodité qui revient régulièrement chaque année, vers les mois de juillet et d'août. C'est une éruption qui couvre de rougeurs et de boutons le corps d'un très-grand nombre d'individus, et la cause de cette éruption épidermique, c'est les eaux du Nil, et pour cette raison on lui en donne le nom : boutons du Nil, etc.

Nous avons dit, au commencement de cet ouvrage, que pendant les mois de juin, de juillet et d'août, mois qui précèdent l'inondation, les eaux du Nil deviennent si basses et se réduisent tellement, qu'elles n'ont plus aucun mouvement et acquièrent les qualités des eaux stagnantes ; elles s'échauffent dans ce qui leur reste de profondeur, elles deviennent verdâtres, fétides, et plus d'une fois se remplissent de vers.

C'est durant l'usage de cette eau que certaines diarrhées dyssentériques éclatent, que les fièvres intermittentes ou rémittentes, négligées ou mal soignées, peuvent prendre un caractère pernicieux, surtout dans certaines localités et près des embouchures du Nil, c'est l'usage de cette eau encore qui infecte, pour ainsi dire, les humeurs de l'organisme ; une forte réaction s'y opère, et les forces vitales chassent ces humeurs corrompues vers la peau par la transpiration, et ainsi la peau devient le siége de l'éruption en question et des boutons ; éruption qui constitue une vraie dépuration du sang, et toujours salutaire pour l'individu.

CHAPITRE XIV

PRÉCEPTES HYGIÉNIQUES. — HABITATION.

I

L'habitation de l'homme ou d'une famille dans les villes et les centres populeux, doit être spacieuse, bien aérée, exposée au vent et au soleil du matin, exempte d'humidité et éloignée de tout foyer d'infection.

L'on doit éviter pour soi et pour ses enfants les logements bas et humides, donnant dans des rues étroites et situées au voisinage de dépôts d'ordures, de fumiers et d'eaux croupissantes.

La chambre à coucher doit être vaste, spacieuse et exposée au soleil du matin, afin que les nuits, les croisées étant fermées, l'air ne soit pas facilement et promptement vicié par la respiration de ceux qui y couchent et par les émanations que dégage le corps.

L'encombrement ou l'agglomération d'un grand nombre de personnes ou d'animaux, dans un espace restreint, constitue toujours un foyer d'infection des plus dangereux.

Nous l'avons dit et nous le répétons que rien n'altère, rien ne vicie aussi promptement l'air que nous respirons, que la respiration elle-même des hommes et des animaux.

II

Hors des villes, à la campagne on doit redouter le voisinage des prés marécageux et des pâturages où croissent des roseaux.

Partout où il existe des cours d'eaux ou des torrents d'une rivière, l'air est vif et sain parce qu'il se renouvelle facilement; quand au contraire les eaux sont basses, stagnent ou coulent très-lentement, l'air est stagnant et vicieux comme les eaux, surtout dans les plaines où l'on voit se développer toute sorte de fièvre.

A la campagne, on doit laisser courir et jouer constamment hors de la maison, au grand air et à la lumière du soleil, les enfants arrivés à l'âge de cinq ans.

Dès le matin, au réveil de l'enfant, après lui avoir donné son bain à l'éponge(1), l'avoir bien frotté, bien essuyé et habillé, on doit lui donner son déjeuné et l'envoyer jouer au grand air et au soleil.

On doit le laisser jouer à la balle, au cerceau, à la

1. Voy. Jeunesse, Bain à l'éponge, pag. 178.

corde et à tous ces jeux qui font le plaisir de l'enfance, et qui sont de toute nécessité comme gymmastique pour cet âge.

III

On doit éviter de conserver pendant la nuit des fleurs ou des végétaux odorants ou sans odeur dans la chambre où l'on couche, parce qu'ils dégagent une grande quantité d'acide carbonique, gaz nuisible à la respiration de l'homme, et de plus ils absorbent l'oxygène de l'air dont l'homme a besoin pour sa respiration; et d'ailleurs tout parfum, et particulièrement celui des fleurs, a une influence nuisible et même dangereuse sur les nerfs de l'homme, mais surtout sur ceux de la femme et de l'enfant.

Quand on est obligé de loger dans des quartiers très-populeux, on doit choisir toujours les étages supérieurs pour pouvoir jouir d'une grande étendue de ciel, le plus de rayons solaires et le plus d'air possible.

On doit éviter d'exposer sa vue à l'action immédiate et directe de la lumière du soleil, surtout quand on sort d'un endroit où le soleil ne donnait pas, car l'action immédiate et directe d'une grande lumière offre de très-grands dangers pour la vue.

Toute personne qui travaille pendant la nuit à la lumière, doit placer le foyer lumineux un peu en arrière, au-dessus de sa tête, afin que ses yeux évitent les rayons directs de ce foyer.

IV

VÊTEMENTS.

Les grandes différences dans la température du jour, des matinées et du soir et les changements qui s'opèrent dans le corps de l'homme et dans ses conditions de vie, sont les causes les plus fréquentes de toute maladie. La grande chaleur avec grande humidité ainsi que le froid humide sont parmi les conditions atmosphériques les plus mauvaises; c'est pourquoi les vêtements de laine sont nécessaires à tous en hiver.

L'usage de la flanelle est très-nécessaire pendant l'été, surtout dans les climats chauds, bas et humides et où il existe de grands courants d'air. La flanelle maintient l'atmosphère du corps dans une température égale, empêche l'humidité d'y pénétrer et fait conserver à la sueur une température tiède jusqu'à ce qu'elle soit desséchée.

V

Les vêtements des deux sexes doivent être assez amples pour ne point gêner les mouvements du corps ni la circulation des vaisseaux sanguins capillaires, particulièrement ceux du cou et de la poitrine.

Chauds ou légers, selon les saisons, les vêtements seront sans excès dans l'un et l'autre cas; trop chauds, ils rendent le corps plus impressionnable au froid et deviennent une cause de nombreuses maladies; trop légers, ils sont insuffisants pour conserver la chaleur nécessaire pour les fonctions des poumons et de l'estomac pendant l'hiver.

Dans la jeunesse et l'âge adulte on ne doit pas faire usage de bas de laine parce qu'ils produisent vers les jambes et les pieds un afflux de sang trop considérable pour l'état de ces deux âges; mais ils deviennent une ressource très-précieuse dans l'âge mûr et la vieillesse durant lesquels les congestions vers la tête sont faciles et les apoplexies par conséquent fréquentes. C'est dans cet âge qu'on doit surtout empêcher le sang de se porter vers le cou et la tête.

VI

Le linge doit être renouvelé trois fois dans la semaine au moins, si l'on a l'habitude de transpirer abondamment.

L'habitude de se serrer l'estomac, de s'écraser le foie pour faire parade de taille fine, est la cause principale de la ruine de nos femmes des villes; elle est la source de maladies qui portent le malheur et la ruine dans la famille. Chaque jour nous ne faisons que rencontrer dans les grandes villes de ces filles, aux poitrines qui ont la forme d'une asperge plutôt que celle d'une fille bien constituée : poitrines resserrées et déformées à leurs bases. Et si parmi les femmes des villes le plus grand nombre sont chétives, contrefaites et étiolées, et qui une fois devenues mères, n'ont plus ni sein, ni mamelons, ni lait à donner à leurs enfants, c'est au corset et à l'écrasement de leurs tailles et de leurs poitrines qu'elles doivent, en grande partie, ce triste et irrémédiable résultat, comme aussi à l'indifférence avec laquelle certaines dames ou filles traitent la période de leurs menstrues, en s'abandonnant à tout excès, à toute fatigue et à des désordres inconcevables.

On doit pendant l'hiver se vêtir amplement et chaudement, surtout quand une femme a ses règles ou qu'elle est près de les avoir; elle doit s'abstenir de tout excès, de toute fatigue, garder le repos, éviter de se laver avec de l'eau froide et tenir chaudement ses pieds. Quand on veut braver le froid avec des vêtements insuffisants ou que l'on ne veut pas avoir les soins convenables durant ses règles, on gagne toujours des maladies de poitrine ou bien des maladies graves de l'utérus et de ses annexes. Les vêtements doivent être larges, particulièrement dans l'enfance, la première jeunesse et l'adolescence.

VII

ALIMENTS.

Le choix des aliments est de la plus haute importance pour la conservation de la santé; sans trop manger on peut se nourrir de substances dont l'usage plus ou moins continuel pourrait ruiner les forces digestives de l'estomac et faire naître des dyspepsies graves; ces substances sont les ragoûts fortement épicés, les viandes salées, et les substances trop grasses et huileuses; l'usage immodéré du poivre et des épices surtout, dont l'action sur l'estomac et le foie et la réaction immédiate sur la peau, deviennent des plus funestes dans les climats chauds. Les salaisons en général sont nuisibles pour les maladies qu'elles développent à la peau.

Les bouillons de viandes, les viandes bouillies ou rôties combinées avec les légumes sont la meilleure nourriture, tant pour entretenir les forces digestives de l'estomac sans les fatiguer que pour la nutrition générale de l'organisme.

Tout excès dans le manger ou dans le boire fatigue les forces de cet organe et produit des indigestions et des dyspepsies pénibles, des hypersécrétions de bile, des irritations par conséquent intestinales qui retentiront tôt ou tard sur les nerfs de nutrition et les autres centres nerveux et particulièrement sur le cerveau.

On a pris la mauvaise habitude de déjeuner avec du café au lait ; habitude bonne peut-être pour les pays froids et pour les personnes qui vivent au grand air de la campagne, mais nuisible et même pernicieuse pour les habitants des grandes villes, surtout pour les dames et les enfants qui habitent les pays chauds. — En parlant du régime des enfants, nous avons dit quelques mots sur le lait comme nourriture, mais nous insistons à le répéter que le lait seul ou le café au lait qu'on a l'habitude de prendre au déjeuné, est une nourriture indigeste qui énerve les forces digestives de l'estomac relâchées déjà et à peu près paralysées par les autres conditions de vie daus les grandes villes. — Une bonne tartine au beurre frais avec de bon café noir, ou bien deux œufs à la coque avec une bonne tasse d'excellent café, comme nous l'avons en Égypte, pourrait former le meilleur déjeuné pour l'estomac le plus difficile.

Outre que cette nourriture est saine, bonne et agréable, le café seul aussi, comme substance aromatique et tonique, active les forces digestives de l'estomac, augmente l'activité des intestins, répare les forces générales de l'organisme et excite en même temps les fonctions du cerveau.

VIII

On doit régler, autant que possible, les heures de ses repas, car toutes les fonctions des organes étant sous l'influence d'une périodicité bien marquée et exécutant avec une régularité dont le caractère essentiel est l'intermittence, dès qu'on rompt souvent cet état et qu'on s'efforce de manger avant l'heure ou sans en avoir senti le besoin, on finit par pervertir les mouvements de la digestion : d'où l'aberration des forces digestives ; et les sécrétïons des sucs et des humeurs n'étant plus normalement élaborées, des dyspepsies et des gastricismes en seraient les suites.

On doit manger avec lenteur et tâcher de bien exécuter la mastication afin que les aliments bien broyés dans la bouche et parfaitement imprégnés de salive et des autres liquides sécrétés, ne fatiguent point les forces de l'estomac.

L'estomac, étant un organe dont les fonctions sont le plus intermittentes, a aussi besoin d'un repos régulier ; c'est pourquoi l'on doit laisser, entre chaque repas, un intervalle régulier de six heures et demie à sept heures.

On doit exclure de sa table tout aliment de haut goût fortement épicé, parce que ces substances, en irritant fortement les nerfs sensitifs de l'estomac, déterminent un appétit factice, elles exaltent les fonctions du foie et finissent par rendre paresseuses les forces digestives ; et la digestion une fois ralentie et les matières alimentaires séjournant dans l'estomac plus que les heures dues, finissent par s'altérer, puisque les sucs qui devaient les dissoudre sont déjà altérés eux-mêmes; tout devient acide dans cet organe et divers gaz s'y produisent : d'où les mauvaises digestions, les acidités, les flatuosités et les gastricismes qui affectent, non-seulement l'estomac, mais encore lès intestins et le foie lui-même, par le passage de ces matières mal digérées, mal élaborées et complètement altérées.

On ne doit jamais se livrer aux plaisirs de l'amour après avoir mangé. On doit éviter tout travail d'esprit et l'on ne doit se coucher que trois heures après avoir pris même le plus léger repas.

IX

BOISSONS.

La meilleure boisson, celle dont l'homme peut le moins se passer, c'est l'eau; mais on ne doit pas en abuser.

Les eaux stagnantes ou celles qui coulent avec lenteur sont très-difficiles à digérer parce qu'elles ne contiennent pas assez d'air. Les eaux d'un cours rapide, non-seulement hâtent la digestion, mais encore favorisent la nutrition générale.

Contraint par la nécessité de boire une eau mauvaise et insalubre, l'homme, pour la boire sans crainte, doit mêler un peu de jus de citron; ce jus, mêlé à l'eau, la rend moins malsaine, désaltère beaucoup mieux que l'eau pure, elle devient en même temps tonique, et en relevant les forces de l'organisme, modère les grandes transpirations.

En hiver on doit éviter l'usage des boissons très-froides, surtout quand on est fatigué et en pleine transpiration, car toute affection grave de poitrine, des bronches, des poumons, de l'estomac et des intestins, vient presque toujours à la suite de cette imprudence.

On peut boire, même en pleine transpiration et fatigué, de l'eau fraîche, mais on doit immédiatement se mettre en marche ou continuer une occupation quelconque qui puisse faire transpirer de nouveau.

X

L'usage du vin doit être modéré, mais on doit éviter l'usage de toute espèce de liqueur alcoolique, surtout dans les climats chauds et particulièrement en Egypte. Il est aujourd'hui démontré jusqu'à l'évidence que les spiritueux ne se bornent pas seulement à irriter, à enflammer et peu à peu à racornir la membrane qui tapisse notre estomac, à détruire, par conséquent les forces digestives de cet organe, à préparer des gastralgies, des dyspepsies, et des gastrites terribles pour l'avenir, mais encore ils portent leur funeste influence sur les centres nerveux, sur le cerveau lui-même et les organes de la génération.

L'intelligence de tous les buveurs de spiritueux est toujours engourdie, ils deviennent peu à peu stupides et tombent, ainsi que nous le voyons tous les jours, dans un état d'abrutissement complet. Les effets des alcooliques en général et de l'eau de vie en particulier, sont beaucoup plus dangereux, beaucoup plus funestes dans les climats chauds que dans les climats froids et tempérés, surtout quand ils sont bus à jeun.

XI

EXERCICE.

Le mouvement c'est la vie; tout exercice qui ne va pas jusqu'à la fatigue c'est la santé.

La promenade à pied pour une heure ou deux heures par jour, l'escrime, la chasse, la danse, etc., tous ces moyens des gens fortunés, développent l'énergie des forces de la vie et favorisent les fonctions de tous les organes et tissus.

Les gens d'une condition inférieure, les ouvriers trouvent l'exercice dans leur travail de la journée, heureux s'il ne dépasse pas leurs forces et ne va pas plus d'une fois jusqu'à l'excès.

Tout exercice exige le repos; le repos est nécessaire pour donner le temps à l'organisme de réparer les pertes qu'il avait faites. La machine vivante doit dépenser, par l'exercice, une très-grande partie des matériaux usés de l'organisme qu'elle doit remplacer et renouveler par la nourriture et le repos. C'est pour cela qu'avant les repas on doit se donner un petit exercice quelconque pour s'aiguiser l'appétit et qu'on doit le reprendre après une heure de repos pour faciliter la digestion de ce qu'on a mangé.

XII

DES BAINS.

Le bain est le moyen par excellence hygiénique, surtout dans les climats chauds.

Un bain frais et même froid vers sept à huit heures du matin à jeun, durant les chaleurs de l'été, non-seulement tonifie les tissus et les organes du corps, favorise la nutrition générale et contre-balance avec un avantage réel les chaleurs étouffantes de l'été, mais encore, en donnant de la tonicité à la peau, il peut préserver le corps des frais piquants du soir et du matin, comme aussi le rendre moins sensible aux changements de température si fréquents en Egypte.

Certaines dispositions organiques, du cœur, par exemple, et des poumons que le médecin seul peut constater ; certains états habituels, tels que : rhumes, catarrhes, toux chroniques, etc., ne permettant pas les bains froids, particulièrement à un âge avancé, on doit se contenter des bains tièdes. L'eau tiède, outre qu'elle entretient la souplesse et la propreté du corps, devient aussi un moyen puissant pour tenir en équilibre les organes et leurs fonctions.

A ceux qui peuvent employer les bains froids, nous voulons encore recommander les bains et l'éponge (1). Les frictions fortes faites avec une éponge, donnent du ton à la peau, entretiennent la force et la souplesse des muscles et renouvellent promptement les forces générales de l'organisme.

1. Voyez p. 178.

XIII

DU SOMMEIL.

Tout veille et sommeille dans la vie générale du monde; c'est la grande loi de la nature; et la périodicité dans tous les mouvements de tous les corps vivants en constitue la base.

Pendant la veille la vie est plus ou moins active; tout mouvement, toute action produit une dépense des forces de l'organisme, soit des matériaux dont le corps vivant est composé; pertes et dépenses qui doivent être réparées, tant par de nouvelles substances qu'on y doit introduire que par le repos et le sommeil; dans le sommeil, au contraire, la vie devient plus ou moins passive par le repos des organes des sens extérieurs et de leurs nerfs; la dépense diminue beaucoup, les forces de la vie se replient et se concentrent au-dedans pour rendre plus complètes les réparations des corps qui sommeillent; ainsi, les organes et les tissus vivants ont tout le temps de regagner et réparer par le repos, soit des muscles, soit du cerveau et des autres centres nerveux, les pertes faites pendant la veille : c'est la loi fondamentale de la nature.

C'est pour cette raison que plus le sommeil est tranquille plus il devient réparateur et bienfaisant; pénible, au contraire, et agité, non-seulement il ne peut réparer les pertes de la machine vivante, mais encore il la fatigue de plus et ne tarde pas à l'affecter gravement.

La privation du sommeil use très-promptement les forces de la vie, compromet les fonctions des organes et détériore la santé, mais les grandes doses de sommeil aussi ne sont pas moins nuisibles. — Tous ceux qui en abusent, deviennent moux et paresseux ; les fonctions de leurs organes se relâchent, se ralentissent, leurs digestions se pervertissent et acquièrent une paresse extrême, l'élaboration des liquides s'y fait avec difficulté, plus d'une fois stagnent et en obstruent les canaux, ils s'y altèrent par conséquent et amènent de grandes maladies et des désordres souvent irréparables : apoplexies, paralysies, etc. —

D'un autre côté les nerfs des sens extérieurs perdent plus ou moins leur sensibilité, ils s'émoussent par les congestions qui ne manquent pas de s'établir dans l'encéphale et les autres centres nerveux.

Six heures à six heures et demie de bon sommeil suffisent pour réparer les forces des personnes âgées et huit heures au plus pour les jeunes gens.

On ne doit se coucher que trois heures après avoir pris son dernier repas du soir, si l'on veut se procurer un sommeil tranquille, réparateur et bienfaisant.

On doit avoir l'esprit tranquille quand on se met au lit ; le lit ne doit être ni trop dur ni trop mou, pour que le corps y puisse trouver le repos réparateur et le plaisir.

Dans l'existence de la vie humaine, le juste dans tout c'est le but de la vie, le bien-être, la santé. Le juste dans toutes nos actions, soit physiques, soit morales, grandit la sphère de notre vie intellectuelle, de notre âme, et prolonge par ses bienfaits notre existence ; sans lui, on vit mal, au hasard et exposé à tout...

FIN.

TABLE DES MATIÈRES

PREMIÈRE PARTIE.

ÉTUDES PHYSIOLOGICO-BIOLOGIQUES.

SECONDE PARTIE.

12

Coulommiers. — Typogr. A. MOUSSIN.

HYGIÈNE
DE L'ÉGYPTE

POUR LES GENS DU MONDE

PRÉCÉDÉE

D'UNE ÉTUDE PHYSIOLOGICO-BIOLOGIQUE

OUVRAGE DÉDIÉ

A SON ALTESSE LE PRINCE HÉRITIER MOHAMMED TEVFIK PASCHA

Président du Conseil des Ministres, etc., etc., etc.

PAR LE DOCTEUR

DÉMÉTRIUS LAMBERT

Élève de l'École de Médecine de Paris,
Lauréat de l'Académie royale de Médecine de Naples,
Ex-Médecin chef de l'Hôpital militaire de Janina, en Épire,
Chevalier de l'Ordre impérial Medjidieh,
Ex-Membre du Conseil sanitaire de Bucharest,
Ex-Médecin de l'Hôpital princier de Brancovan,
Actuellement Médecin des Chemins de fer et des Télégraphes
du Gouvernement Egyptien.

PARIS
LIBRAIRIE GERMER BAILLIÈRE
17, RUE DE L'ÉCOLE-DE-MÉDECINE

1873

Coulommiers. — Typ. A. MOUSSIN.

www.ingramcontent.com/pod-product-compliance
Ingram Content Group UK Ltd.
Pitfield, Milton Keynes, MK11 3LW, UK
UKHW020452200726
13857UKWH00002B/682